陪老婆
从怀孕到生产

李 智 编著

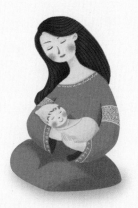

中国轻工业出版社

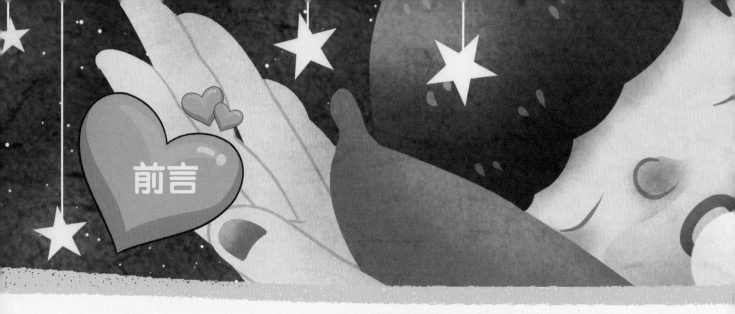

前言

　　孕妈妈和准爸爸用爱孕育了一个新的生命，夫妻之间又悄悄地多了一条连接的纽带，一个小家庭越来越完整了。孕妈妈初见验孕棒的两条线时，往往又惊又喜，欢喜之余也多了一些心理上的负担，随后身体也出现了诸如恶心、孕吐等反应，这些甜蜜的负担是不是让你措手不及呢？本书结合孕妈妈怀孕不同时期的心理特点、身体特点，用轻松、愉悦的方式为孕妈妈传达一些孕育知识，让孕妈妈的孕育成为一件幸福和自然的事情。

　　准爸爸是陪着孕妈妈一路同行的身边人，是孕妈妈精神上的依靠、心理上的安慰。准爸爸在孕期要为妻子保驾护航，是不是也会找不着头绪，比妻子更慌乱呢？本书也为准爸爸可以做的事情做了小贴士，比如陪着妻子散步、帮妻子按摩，准备待产包等。准爸爸能做的可不少呢，但没有什么比准爸爸的陪伴与爱更温暖孕妈妈的心了，而且胎宝宝也能感受到爸爸和妈妈绵绵的爱意。在孕育宝宝最开始的这段时光，准爸爸也一起参与进来吧。

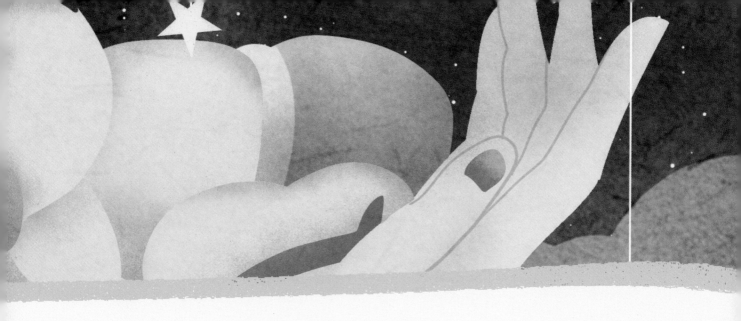

　　书中还为孕妈妈每次产检时要注意检查的项目做了介绍，让孕妈妈产检时不必慌乱，做到心中有数。胎宝宝每周的变化、发育的情况，孕妈妈、准爸爸一定也很好奇吧？书中会对胎宝宝每周的成长变化进行讲解，也会介绍孕妈妈将有哪些变化。此外，本书也为孕妈妈、准爸爸如何进行胎教做了提示，为孕妈妈的饮食营养给出建议。

　　怀胎十月，随着时间的推移，孕妈妈身心上将发生许多变化，会感到疼痛、不适，同时也会感到喜悦、幸福，这些变化使孕期令人难以忘怀。本书愿陪孕妈妈度过这段美妙的、值得纪念的时光，并给出一些贴心、实用的建议；同时也会针对孕期及产后护理、新生儿养育、证件办理等方面为准爸爸提供一份实用指南。希望每一位翻开本书的孕妈妈、准爸爸都能从中获益，也愿每一个家庭都能拥有健康聪明的宝宝。

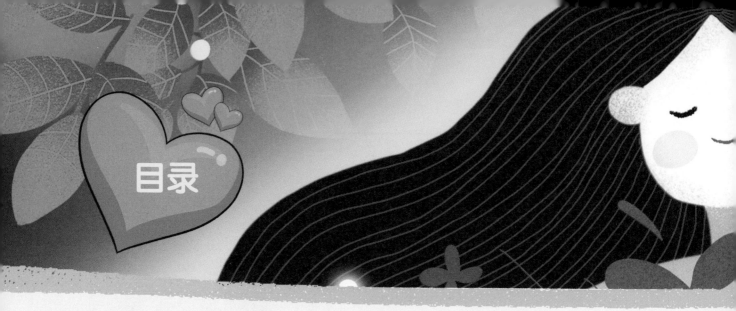

目录

孕 **1** 月

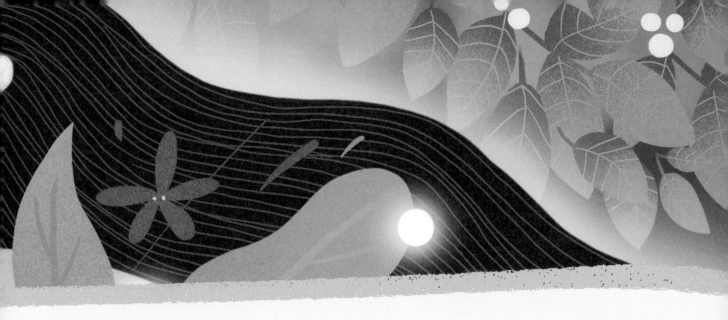

孕 **2** 月

孕 3 月

孕 4 月

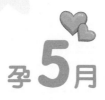

孕5月

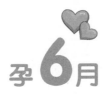

孕6月

孕 10 月

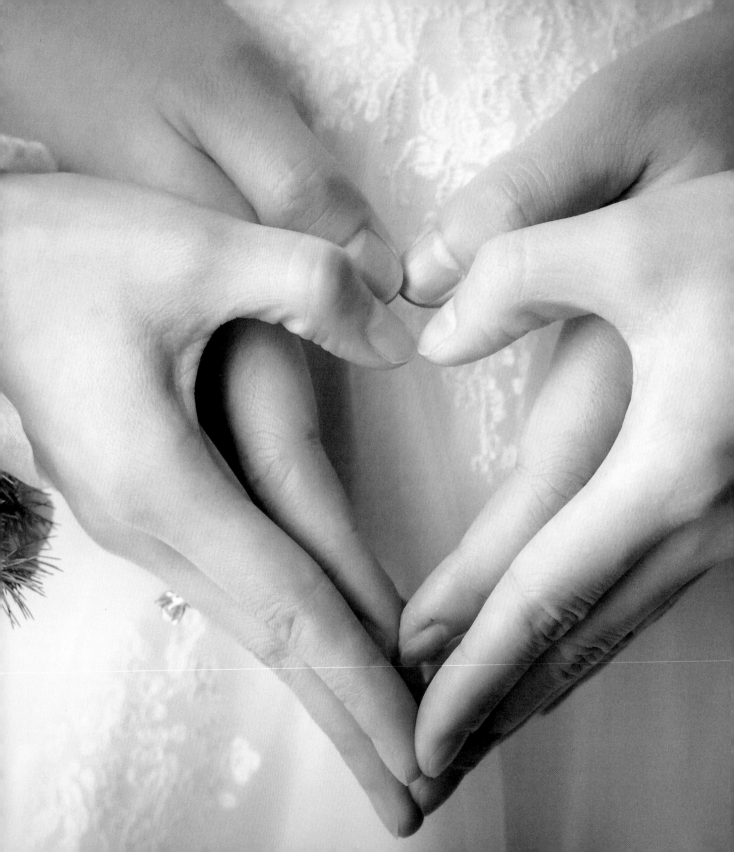

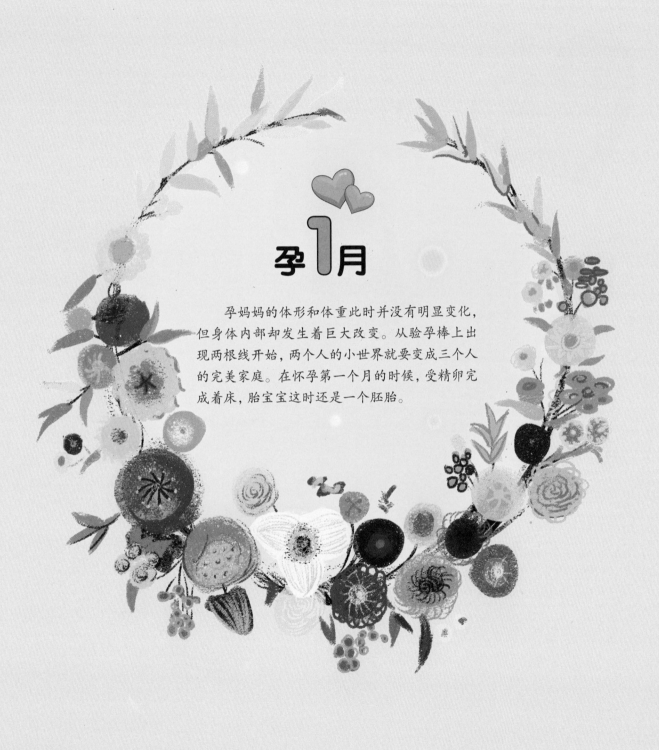

孕**1**月

　　孕妈妈的体形和体重此时并没有明显变化，但身体内部却发生着巨大改变。从验孕棒上出现两根线开始，两个人的小世界就要变成三个人的完美家庭。在怀孕第一个月的时候，受精卵完成着床，胎宝宝这时还是一个胚胎。

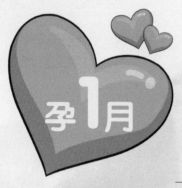

孕1月

大多数孕妈妈在孕1月都没有意识到自己已经怀孕，但事实上小小的"种子"已经开始在妈妈的身体里发芽。孕妈妈的子宫壁开始变软、变厚，乳房也逐渐增大，乳头和乳晕颜色开始加深。这些变化非常细微，大多数孕妈妈还察觉不到。

准爸爸可能还处在备孕是否成功的疑惑中。但不管妻子是否成功受孕，孕育这件事一直都是两个人的事，即使在备孕期，准爸爸也要和妻子一起学习孕育知识，共同成长，为迎接宝宝的到来做好准备。

准爸爸

孕妈妈

胎宝宝

营养重点

严格说来，此时胎宝宝还不能被称为"宝宝"。受精卵这时只是一颗绿豆大小的囊泡，此后会分化成两部分，一部分发育成胎儿，一部分演变为最初的胎盘。

孕1月，孕妈妈本身的营养储备就能满足胚胎发育所需营养，除叶酸外，基本上不需要额外补充。孕妈妈需要做的是均衡营养，保证足够的蛋白质、碳水化合物以及维生素、矿物质等营养物质的摄入，保持健康的身体，为孕育胎宝宝做好身体的准备。

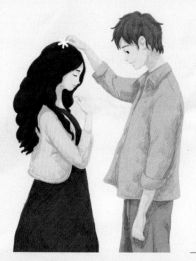

怀孕后，受孕期激素水平变化的影响，孕妈妈会出现烦躁、易怒、悲伤等情绪波动。当孕妈妈出现情绪变化时，准爸爸要给予孕妈妈体谅、理解，而孕妈妈也要明白这是由身体激素变化导致的，在情绪化的状况下，提醒自己考虑问题不要钻牛角尖。

孕1月，孕妈妈的体形、体重都没有什么变化，很多孕妈妈甚至尚未意识到怀孕，所以基本上不会进行产检。但是一心盼望"宝宝"的孕妈妈、准爸爸可以在夫妻同房后10天左右，到医院检测血液中人绒毛膜促性腺激素（HCG）水平，来确定是否怀孕。

心理建设

产检提示

特别注意

快乐胎教

此时是胎宝宝各脏器官分化发育的关键时期，极易被药物影响，造成不可逆的伤害，而且在受孕成功初期，有些孕妈妈会出现类似感冒的症状，很容易因为不知怀孕而错误地认为自己感冒而服用感冒药物。备孕期间的女性，不管是否确定已经怀孕，都应谨慎对待身体不适，一定不要盲目自己用药。

孕妈妈保持良好的心情，充足而均衡地摄入营养，对此时的胎宝宝是最好的。孕妈妈可以通过多做自己喜欢做的事情，努力发掘生活中美好、快乐的元素，比如每天鼓励自己在生活中发现5件令自己快乐的小事，并记录下来，让自己保持快乐心情。

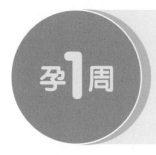

孕1周

由于临床上孕期是从末次月经起始日起计算，所以严格意义上讲，孕1周尚处于月经期，但随着本次子宫内膜脱落后新的内膜生长，卵巢中成熟的卵子也准备好被释放，等待与精子相遇的那刻。如果夫妻双方已经决定怀孕，那么就放松心情，做好身体、营养的准备，期待宝宝的到来。

关于怀孕孕周这件事

怀孕孕周是指从受孕到分娩的这段时间。我们常说的怀孕40周、孕280天是从孕妈妈末次月经的第一天开始计算的。一般预产期就是在孕妈妈末次月经第一天基础上加280天来计算。

在怀孕过程中，产检一般是通过标注"X周+X天"的方式来记录孕期。这种"X周+X天"的方式，临床上称之为妊娠孕周，规定7天为一周，4周为一个月。孕妈妈在看怀孕书籍或者文章时会看到"怀胎十月"这种说法，这是将妊娠孕周按照每个妊娠月28天来粗略计算的。

通常，我们会将整个怀孕孕周分为孕早期、孕中期和孕晚期。不同阶段，胎宝宝成长发育的指标不同，孕妈妈需要注意的事项也不同。一般将孕1周到孕12周（孕1~3月）称为孕早期，孕13周至孕28周（孕4~7月）称为孕中期，孕29周至孕40周（孕8~10月）称为孕晚期。

算好排卵期，为孕育宝宝做准备

了解孕妈妈的月经周期

月经周期的计算是从月经来潮第一天开始，到下一次月经来为止，周期的长短因人而异，一般为21~36天，平均为28天。因每个人情况各异，建议在备孕初期对自己的月经周期进行记录，以便更准确地了解自己的月经周期。

月经周期准确的排卵期计算方法

如果月经周期很准，女性的排卵日期一般在下次月经来潮前的14天左右。例如，每个月的5日会月经来潮，那么排卵日就在21日左右，在16~22日期间同房，好"孕"机会最大。

月经周期不准的排卵期计算方法

排卵期第一天为最短一次月经周期天数减去18天；排卵期最后一天是最长一次月经周期天数减去11天。如月经周期在21~36天，排卵期则是（21-18）~（36-11），即月经来潮后的第3~25天都有可能排卵。

怀孕是两个人的事

孕育从来都不是一个人的事。不过，从怀孕的第一天起，在生理上，女性承受的压力就比男性要大。她要承受近 10 个月的甜蜜"负担"，并伴随着孕早期的孕吐、孕晚期的多种身体不适。作为准爸爸，备孕开始就应该了解孕期女性的生理、心理变化，做好孕育的准备。准爸爸不仅在物质方面，还要在精神方面，尽可能地想孕妈妈之所想，急孕妈妈之所急。

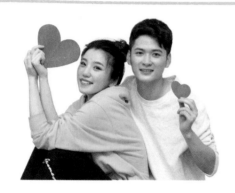

生命的起始

生命的孕育、成长是一个神奇的过程，只有了解从细胞到婴儿这一生命形成的过程，才能更好地为孕育做准备。

一般情况下，女性每个月会有 1 个成熟的卵子在排卵期内排出，特殊情况下有 2 个卵子同时排出或者两次排卵。脱离卵巢的卵子停留在输卵管的黏膜褶皱内，期待与精子相遇。同房后，大约有 500 万个精子游向卵子。虽然有这么多精子在"奔跑"，但最终通常只有 1 个精子能够脱颖而出，与卵子相遇，形成受精卵。

当第一个精子进入卵子后，其他精子就无法再进入。因为当精子穿透卵子的透明带后，透明带会立即封闭，阻止后来的精子进入透明带，为防止多精受精卵的情况发生而形成第一道屏障；精子入卵后，卵黄膜会立即拒绝其他精子再进入卵内，从而形成第二道屏障。一般情况下，一个精子和一个卵子结合成受精卵，并发育成胎宝宝。

科学饮食，补充充足营养

在月经期前 1 周，女性会在饮食口味上发生变化，到了月经期，随着促性腺激素释放，女性会出现心情躁烦、食欲下降的现象。但是备孕期的夫妻要知道，这时候也是卵泡发育期，所以还是要补充足够的营养，规律进食，不能不想吃就不吃。

准爸爸可以给备孕的妻子准备清淡的富含蛋白质的饮食，比如用煮鸡蛋或者牛奶作零食；三餐规律，可以适当增加餐点中绿叶蔬菜的摄入量，保证每餐都有绿叶蔬菜，三餐中至少有一餐有肉类，进而确保备孕妻子摄入充足的蛋白质和维生素。

在口味上，应保持清淡，少辛辣、少盐。月经期间，由于激素作用，女性容易水肿，大量进食辛辣、含盐量高的食物会加重这种情况，导致体内水分过多，引起心情烦躁。

另外，要注意尽量避免吃过热或过冷的食物。过热的食物会损伤食道及胃黏膜，不利于健康；而过冷的食物易造成宫寒，不利于备孕。食物温度以不烫嘴、进食觉得舒服为宜。

孕2周

在本周，备孕的妻子体内会有成熟的卵子从卵泡中排出，准爸爸要和妻子精心安排精子和卵子的相遇，形成受精卵。如果妻子月经周期规律，排卵日准确，此时夫妻同房，那么这一周"好孕"的概率是很大的。

最佳受孕时间：7~9 月

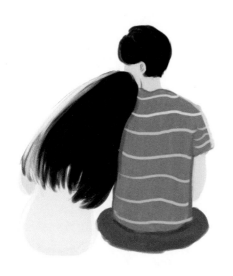

原则上只要夫妻二人身体健康，出生时宝宝健康，无论哪一天受孕，都是最好的。但也要考虑到孕育宝宝所需的条件，选择合适胎宝宝出生的季节，把温度变化、疾病流行等不利因素降到最低，以保证最大限度地发挥利于胎宝宝生长发育的因素。

从这个角度来看，一年之中最佳怀孕时间为 7~9 月。此期间怀孕，孕早期正好处于蔬菜、瓜果丰收的秋季，品种繁多且新鲜，有利于调整处于孕吐阶段孕妈妈的食欲、保证胎宝宝的营养摄入。而且正好于来年的 5~7 月生宝宝，气温舒适，新妈妈坐月子舒服，宝宝沐浴也不易着凉。春末夏初，蔬菜、水果也很丰富，能保证新妈妈和宝宝丰富的营养。天气暖和，宝宝的衣着也可以轻薄，便于四肢活动，有益于大脑及全身的发育。

了解排卵期表现，好"孕"加倍

宫颈黏液清亮

接近排卵期，宫颈黏液变得清亮、滑润而富有弹性，如同鸡蛋清状，拉丝度高，出现这种黏液的最后 1 天 ±48 小时之间同房，能增加好"孕"机会。

体温变化

3 个月连续每天起床后同一时间测试并记录体温。排卵期会出现由低温突然变高温，或者过渡到高温期的情况，此时同房，最利于好"孕"。

排卵试纸有两条杠

排卵试纸通过检测体内黄体生成激素水平，预估是否排卵。女性在排卵前 1~2 天，尿液中促黄体生成素（LH）会出现高峰值，此时用排卵试纸自测，结果会显示为阳性。

备孕这件事顺其自然就好

对于一个家庭来说孕育是一件大事，每对夫妻都想着万事俱备，生一个"最优秀"的宝宝。但是想着万事"最佳"，难免会心理压力大，反而不利于受孕。不管有多少"最佳"，如果双方在过程中不舒服、不愉悦，都不能称之为好方法。所以，备孕的夫妻只要在双方舒适、愉快的氛围中，随时都是孕育宝宝的最佳时机。

适当运动，提高精子、卵子质量

现代生活压力大，饮食不规律、熬夜、体重指数（BMI）超标、长时间面对电子屏幕、久坐不动等问题越来越严重，这些问题造成了很多夫妻长期备孕，却迟迟没有好消息。

高质量的精子、卵子是孕育健康宝宝的基础，备孕夫妻要做到规律作息。休息的时候放下手机，出去运动一下，促进血液循环，使身体保持健康。运动是为数不多可以改变身体状态的方式，保持适当、有规律的运动有助于促进身体素质的提升，保障精子、卵子质量。

备孕夫妻可以每天下班后慢跑半小时，或者在晚饭后散步 1 小时，也可以通过每周 3 次，每次 1 小时以上的羽毛球、网球、游泳等有氧运动，来提高身体素质，让备孕变好"孕"。

怎么做，可以让受孕率更高

有研究显示，预测排卵期有助于提高受孕率。据统计，在排卵前 2 天至排卵期当日同房，受孕成功的概率会比较高，因此月经规律者可在排卵前 2 天开始同房，有助于增加受孕概率。除此之外，备孕夫妻还需要掌握一些让自己更好"孕"的方法。

性生活频率：在排卵期内，每日或隔日同房一次的受孕率最高，每周 2~3 次也能达到较高的受孕率。但由此产生的压力和疲惫也会影响受孕概率，所以在一定范围内根据自己的情况决定合适的频率才是最重要的。

注意私处卫生：常见的妇科炎症会导致阴道分泌物增多，进而影响精子的穿透能力，使精子无法正常与卵子会合，降低受孕概率，因此夫妻双方都应当保证私处卫生，经常用清水清洗，防止妻子在性生活中感染炎症，有助于提高受孕率。

此外要注意，女性焦虑、压力等负面的情绪会影响体内激素分泌，导致内分泌紊乱，进而影响卵子成熟度及卵巢排卵能力。因此，让妻子每天保持好心情，也是确保好"孕"的好方法。

孕 1 月的生活细节

孕 1 月，孕妈妈的身体尚未有明显变化，有的孕妈妈甚至还不知道自己已经怀孕，所以在生活中，应在孕前就保持健康良好的状态，即规律的生活作息、合理而科学的营养补充、坚持运动等。

该给房间做整理了

准爸爸需要帮助妻子整理一下梳妆台，收起一些以往的护肤品、彩妆及有特殊成分的护发、洗浴等用品，同时需要购买一批孕妇可用的天然护肤、洗浴用品。

准爸爸还需要将房间重新整理，保持房间良好的通风状态；把可能绊脚的物品重新归置，妻子经常使用的物品要放在方便取放的地方；注意在卫生间及其他易滑倒的地方加放防滑垫；也可提前在马桶附近安装扶手，使妻子在孕晚期更加方便站起。

此外，准爸爸还应积极和妻子一起学习孕育知识，为即将到来的孕期生活及宝宝出生后的护理做好准备。

补充叶酸、铁和碘

多吃含铁丰富的食物

育龄女性是缺铁性贫血患病率较高的人群，所以备孕女性要有意识地摄入含铁量丰富的食物，如瘦肉、动物肝脏、蛋等，最好保证一日三餐中摄入瘦肉 50~100 克。

补充叶酸

叶酸在 DNA 合成、甲基化等方面发挥着重要作用，是细胞增殖、组织生长与机体发育不可缺少的微量营养素，所以建议备孕女性从孕前 3 个月开始补充叶酸，至少补充至孕 12 周。孕妈妈可以通过每日吃叶酸补充剂或者含叶酸的复合维生素的方式来补充叶酸，补充叶酸量为每日 0.4 或 0.8 毫克。

科学补碘

碘对胎宝宝的智力和体格发育有重要作用，因此孕妈妈要适当补充碘元素。可以每周摄入一次富含碘的海产品，如海带、紫菜、干贝和带鱼等。同时建议准爸爸尽早陪妻子做促甲状腺素水平检测，确定是否患有甲减或甲亢，从而有的放矢。

孕妈妈需要休息

怀孕初期，孕妈妈会出现疲倦、没有精神的情况，即使工作量没有增加，也会感觉比平时累很多，容易困倦。孕妈妈要注意及时休息，如果是上班族，则要保证每天的睡眠时间不少于 8 小时，午休时可以在工位上稍微休息一下。

别把怀孕反应当成感冒

部分孕妈妈在怀孕早期会出现乏力、疲劳、头晕等类似感冒的症状。没有意识到是怀孕的孕妈妈往往会当成感冒治疗，自行用药。需要一再提醒的是，备孕期女性或者即使不是在备孕但没有采取避孕措施同房后，出现类似感冒症状时，最好不要用药。观察一段时间，用早早孕试纸先自测一下。如果早早孕试纸检测后，没有显示阳性，也不要大意，根据自己的生理周期，在月经来潮前再次检测。

另外流行性感冒虽然会带给孕妈妈不适的感觉，但一般不用药，注意休息，多喝水，多吃蔬果等，补充维生素，也会自愈。孕早期正是胎宝宝各器官分化发育关键期，自行用药可能会影响胎宝宝的发育。

不慎用了药，该怎么办

从优生优育角度，孕妈妈在孕早期最好不要用药，但有时候在没有确定怀孕的情况下，可能会误用药物，此时孕妈妈也不要过于担心，可以先确定自己的生理周期、受孕日、用药日以及用什么药、用药时间、药量等因素，将详细情况告知医生，在做完医学诊断后再做决定。

在未受孕前用药，或者在卵子受精后 1 周内用药，受精卵尚未着床，一般不受药物影响。受孕成功 1~2 周用药，虽然胚泡已经着床，但组织尚未分化，此时西药对胎宝宝的影响表现为"全"或"无"，即要么"生化"，要么完全没有影响。所以如果是在孕 3~4 周用药，一般不会引起胎宝宝致畸。准爸爸和孕妈妈不需多虑，以免增加负担，日后定期进行排畸孕检即可。

需要注意的是，孕早期尽量别吃中药或者中成药，因大多数中药或中成药在人体内代谢过程不明确，所以不能确定是否对胎宝宝造成影响，准爸爸和孕妈妈还是需要多注意一下。

在本周，精子和卵子"相遇"了，尽管此时孕妈妈没有任何感觉，身体也看不出任何变化，但是那颗小小的"种子"确确实实已经在孕妈妈身体里了，一个带着爸爸妈妈遗传信息的、从无到有的新生命开始准备"成长"了。

精子和卵子"相遇"后，发生了什么

大多数的精子和卵子是在输卵管中"相遇"的。结合后的受精卵像一颗饱满的球，在充满了纤毛的输卵管中，一边向着子宫蠕动，一边开始有丝分裂，新生命的"冒险"之旅开始了。

受精卵的分裂速度可以小时计。在 36 小时后分裂为 2 个细胞，72 小时后分裂成 16 个细胞。因为形状似桑葚，它被称为桑椹胚。桑椹胚继续分裂，并向子宫蠕动。

从在输卵管"相遇"到进入子宫的这段"旅程"，受精卵通常要"行走"4 天。在受精后第 4 日，细胞团进入子宫腔，并在子宫腔内继续发育。这时，细胞已分裂成 48 个细胞，成为胚泡，准备植入。受精后第 6~7 日，胚泡开始着床。着床位置多在子宫上 1/3 处，敏感的孕妈妈在胚泡植入的那几天会莫名偶感轻微的刺痛感。

植入完成意味胚泡已安置，胚泡不断通过细胞分裂和细胞分化而长大，并开始形成胎盘、孕育胎宝宝了。到此时，基本是受孕后的第 11~12 天。

有关胚泡着床需要了解的事

胚泡着床后的身体反应

有些孕妈妈会感到筋疲力尽，没有精力；胚泡着床后，会分泌更多的绒毛性腺激素，这种激素会刺激孕妈妈频繁如厕；孕妈妈下体出现点状的出血或粉红色白带；乳房变得柔软，乳晕颜色变深等。

影响胚泡着床的因素

胚泡本身的质量是影响胚泡着床的最大因素，受精卵发育不良或者染色体异常，胚泡会着床失败。此外，女性输卵管通畅情况、子宫内膜厚度以及身体状况也会影响胚泡着床。

有利于胚泡着床的做法

首先，要保证高质量的精子和卵子结合，备孕期的夫妻要有良好生活习惯和身体素质，并且摄入充足的营养。其次，备孕前认真地做身体检查，保证身体的健康。最后，还要保持良好的心态。

避免过量食用海鲜及海鲜制品

海鲜及海鲜制品中含有丰富的锌和钙，有助于促进精子生成，所以在备孕期间，很多准爸爸会刻意摄入这类食物，以提高好"孕"概率。然而需要注意的是，过量食用海鲜及海鲜制品，可能会造成血液中汞浓度升高，反而会降低受孕率，影响胚胎质量。所以，准爸爸保证均衡、健康的饮食才能增加好"孕"率。

放松心态，该是你的"宝宝"总会来

精子与卵子结合后，将要着床，"驻扎"于孕妈妈的子宫。对于很多准爸妈，尤其是那些期盼宝宝已久、已经"备战"一段时间的夫妻来说，此时会产生很多忧虑：是否已经成功受孕？结合的精子和卵子是否是优质的、健康的？这颗小小的"种子"能不能顺利地着床，长成健康、聪明的宝宝？

担忧这些问题是人之常情，而且很多人都有这些焦虑，但也要了解到，怀孕是人生一段非常正常的"旅程"，大部分夫妻在孕期开始担忧的问题其实都不是问题，随着孕期的进展，这些疑虑都会被打消。所以不必现在担心，拥有宝宝以及是哪个宝宝最终来到这个家庭都是缘分，该是你的，他总会来。

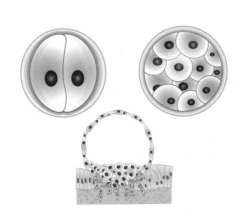

关于孕早期的腹痛

在孕早期，部分孕妈妈会出现腹痛的情况，有的感觉肚子隐隐作痛，有点像痛经那种痛，有的感觉像拉肚子一样痛。

孕早期腹痛是孕期女性比较常见的现象。首先要明确腹痛的具体位置，如果是上腹部，主要考虑饮食不当引起的胃痛。如果是下腹部，尤其是子宫的位置隐隐作痛，则考虑是胚泡着床引起的或者是激素水平变化、子宫壁变厚或者变大引起的，可以先观察两天看看。

如果疼痛有点类似痛经，并伴随着胸痛，间歇性发作，同时孕妈妈有腹膜炎、盆腔炎等病史，则要考虑胚泡着床位置不当。但也不用过于担心，若无出血，可以观察 1~2 周，然后去医院向医生说明情况，进行 B 超检查。

总之，孕早期腹痛现象还是比较普遍的，孕妈妈不必过于担心，只要在腹痛不剧烈或没有其他表现，可以自行观察一段时间，再决定是否要去看医生。

孕 3 周的生活贴士

健康营养膳食指南

孕 3 周，孕妈妈在饮食上与备孕时期没有变化。但是根据中国营养学会发布的《备孕妇女膳食指南》，此时孕妈妈还是要注意多吃含铁丰富的食物，在甲状腺功能正常的前提下食用加碘食盐，并要继续补充叶酸，预防孕期出现缺铁性贫血、缺碘等情况。

绝对要禁烟、戒酒

烟草中的有害成分以及酒精会对胎宝宝产生不利影响。

烟草中的有害成分通过血液循环进入生殖系统，会直接或间接地产生毒副作用。中国营养学会发布的指南显示，每天吸烟 10 支以上者，其子女发生先天畸形的风险增加 21%。此外，二手烟对孕妈妈和胎宝宝造成的危害也非常严重，整个孕期，准爸爸不但要自己戒烟，还应当友善提醒前来探望的亲戚、朋友，尽可能不在自己妻子面前吸烟。

酒精会通过胎盘进入胎宝宝血液，造成胎宝宝宫内发育不良、中枢神经系统发育异常、智力低下等。孕早期正是胎宝宝神经系统发育的关键期，所以更不应饮酒。

按时作息，适当午睡

熬夜是现代年轻人生活的常态，但孕妈妈要知道充足的睡眠是体力充沛的保证。在孕早期，孕妈妈会感到嗜睡、困倦、乏力等，这都是身体内能量被大量消耗的证明。所以为了保证胎宝宝的健康，孕妈妈要早睡，不要熬夜，有条件的话最好每天再午睡 30~60 分钟。

孕 1 月保持运动，有助于健康

运动是保持健康身体和良好生活的方式之一。很多孕妈妈不敢在孕早期运动，担心影响胚胎着床，其实完全不必担心。中国营养学会建议，备孕期或者孕早期，孕妈妈都可以适当运动，科学合理地运动不仅可以避免孕期超重和肥胖，保持健康，还能增强孕妈妈的心肺功能，改善血液循环与呼吸及消化系统的功能，提高抗病能力。

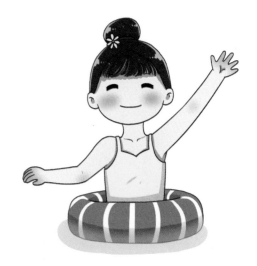

在无流产或出血症状时，孕早期孕妈妈应坚持每天至少 30 分钟的中等强度运动。中等强度有氧运动的心率 = 最大心率 ×（60%~70%）。最大心率一般用"220 - 年龄"这一公式来推算，在运动时可以通过心率来自我监测运动强度。比如 28 岁的孕妈妈，其最大心率为 192 次 / 分钟，那么孕妈妈做的可使心率达到 115 次 / 分钟的运动都是中等强度的运动。

115 次 / 分钟的心率看起来很高，但其实不然。成人的正常心率为 60~100 次 / 分钟，理想的心率标准为 55~70 次 / 分钟，但只有运动员的心率能达到 50 次 / 分钟，大部分普通人的心率约为 72 次 / 分钟。

中等强度的运动有哪些

运动	怎么做	运动注意
速度为 5 千米 / 小时的步行或快走	用运动手环或者手机计步器，在半小时内走完 2.5 千米即可	运动速度基本上是正常速度稍快一点儿；走完后可以坐在椅子上，腿伸直，脚跟用力向前，拉伸小腿，有助于促进腿部血液循环，预防水肿
游泳、篮球、排球、羽毛球、乒乓球、网球	在运动开始前的 15 分钟，需要做最少 5 分钟的低强度心肺和肌肉耐力活动以及最少 10 分钟的动态拉伸	低强度的心肺和肌肉耐力活动可以从头部的伸展操开始，依次是颈部、肩部、胸部、腰部、膝盖、脚踝，一套下来正好 5 分钟

累计每周运动 150 分钟。孕妈妈要注意运动安全，此外不要进行高强度运动以及剧烈运动

注：上表建议来自美国运动医学学会（ACSM）。

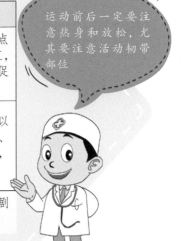

运动前后一定要注意热身和放松，尤其要注意活动韧带部位

孕4周，孕妈妈可以进行早早孕测试了！如果是检查人绒毛膜促性腺激素（HCG），同房后10天左右就可以检测出来是否成功好"孕"，即使是自测，在孕4周末期也能得到相对准确的结果。

在孕4周，胚泡继续分化、发育，一部分演变为胚外膜，发展成为日后的羊膜、胎盘和脐带，一部分发展成为胚胎，继而成长为胎宝宝。

提前准备早早孕试纸，好"孕"早知道

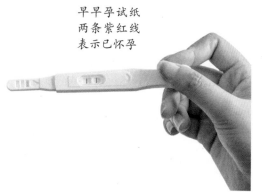

早早孕试纸
两条紫红线
表示已怀孕

早早孕试纸是通过检测孕妈妈尿液中的HCG值来确定是否怀孕的。这种激素是由滋养细胞分泌的，一般在同房后10天左右，孕妈妈尿液中的HCG值增加，就可以通过早早孕试纸检测到。早早孕试纸使用起来非常方便、简单，孕妈妈早上起床去卫生间时，将自己的尿液收集在一个小杯中，手持试纸一端，将检测端浸入尿液20~30秒，平放1分钟后若出现两条紫红线，即是怀孕；出现1条紫红线即表示未孕。

由于在怀孕早期，HCG含量是逐渐累积和增加的，而早早孕试纸需要在HCG含量达到标准以上才能显示出准确的结果，所以在第2次月经来潮之前反复进行测试会更准。

验证早孕的3种方式

血液HCG

血液HCG和尿液HCG的检测原理是一样的，都是检测HCG值。血液HCG早孕检测比早早孕试纸能更早地检测到结果，而且结果准确性较高。孕妈妈受孕后，从第8天起即可进行血液HCG检测。

早早孕试纸

早早孕试纸是非常方便的验孕工具，其原理也是检测HCG值。这种激素在"好"孕后会出现在尿液中，但由于含量较少，最初不易检测出准确的结果，需等到同房后10~15天才能得到准确的结果。

早孕B超

做B超也是确诊是否怀孕的方式，而且还能监测胚胎是否正常发育。但通过B超确诊是否怀孕的时间会晚一些。通常，孕35天左右通过B超可见孕囊，孕40天以后，可见胚芽、听到胎心。

停经周期是什么意思

　　孕检时，经常会听到医生"停经几周"的询问或者说法，准爸爸和孕妈妈往往理解成"月经停止后的第几周"，事实上，"停经周期"是怀孕孕周的另一种说法，也是从上次月经的第一天开始算起的。比如，上一次月经来潮日为 3 月 5 日，今天是 4 月 13 日，那么停经周期是"5 周 +5 天"，40 天。

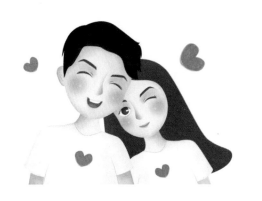

早早孕试纸的线一深一浅，是"中"了吗

　　早早孕试纸上出现 2 条线，但是检测线很浅，则表示怀孕成功的概率有 50%。可能是测试时间过早，体内 HCG 值不够高，建议在 3 天后再用 1 根早早孕试纸重新检测。如果颜色加深，那可以放心，很大概率是"中"了，可以去医院进行血检 HCG 确诊。

　　如果持续不加深，好几天都显示一深一浅，可以等到月经推迟 7~10 天再次检测，如果依然是弱阳性，可观察是否有不舒服的情况，考虑是"诈胡"或者 HCG 翻倍不良，可及时就医检查了解情况。

早早孕试纸使用注意

　　要想通过早早孕试纸得到比较准确的结果，除了要在合适的时间进行检测外，还要注意，在使用前一定要仔细阅读说明书，并注意使用规范。

　　早早孕试纸检测，最好使用每天早上起床还没有摄入任何食物和液体前的第一次尿液，这时候的 HCG 浓度最高，更容易检测出来。尿液样本温度在 20~30℃；早早孕试纸打开包装后，要在 1 小时内尽快使用；在使用时注意，尿液液面不能超过试剂条的标记线，超过标记线会影响测试结果；要使试剂条在尿液样本中保持至少 20 秒钟，取出后放于干净平整的台面上，观察结果；等待紫红线的出现，测试结果应在 3 分钟内读取，超过 10 分钟无效。

　　此外，还需要注意 HCG 值高并不意味着一定是怀孕，某些药物、疾病或者身体激素的变化也会引起 HCG 值升高的现象。但是如果夫妻二人一直在备孕，且妻子身体健康，在同房后 14 天左右检测，发现 HCG 值较高，很大概率是好"孕"来了，可以安心调养身体，为宝宝的到来做好准备。

要准备医院建档材料了

　　一般医院建档要求是在孕 12 周，确定胎宝宝发育稳定之后进行。但是在床位比较紧张的城市，待孕 12 周后再去心仪的医院建档可能就有点晚了，可能出现无法建档的情况。建议确认好"孕"后，就去心仪的医院确诊怀孕，并开始准备建档了。

"建档"是什么

　　产检建档是指在确认怀孕后，为了方便孕妈妈后期在医院做各项检查以及分娩，到医院建立孕妇档案的流程。一般医院会给孕妈妈一个记录本，上面详细记录了应到医院进行产检的时间以及项目、结果和数据，每次按照上面所写的时间到医院检查就可以了。确认怀孕后建档对孕妈妈很重要，这是 10 个月产检的重要依据，而产检可以密切关注孕妈妈和胎宝宝的健康状况，建议每个孕妈妈在确认怀孕后都要建档，准爸爸也要提醒和督促孕妈妈按时建档、产检。

　　由于建档需要提供夫妻双方的多种材料，而且伴随建档的是第一次产检，此次产检需要全面了解孕妈妈身体状况，项目较多，所以准爸爸应该主动陪同。

如何选择建档医院

医院的专业水平和质量

　　可选择有助产资质的综合性医院或者专业技术过硬的专科医院。如果孕妈妈本身有高危风险疾病，最好选择综合性医院，以便得到最好的照顾。

交通便利

　　孕中、晚期孕妈妈产检频率增加，尤其是到了孕晚期，孕妈妈本身身体变重，出行多有不便，这时候选择一家离家近的医院的优越性就体现出来了。

选择一名好医生

　　尽量选择专业水平高、技术精良、态度和蔼的医生，如果条件允许，建议从始至终由一名医生来检查，这样医生可以较好地了解孕妈妈孕期的整个过程，提供有针对性的指导。

　　此外，选择一家环境好、服务周到的医院也很重要，准爸爸可以事先向周围有经验的爸爸们请教，并自己亲自考察备选医院的环境，确认就诊区域是否拥挤，待产环境是否满意等，与孕妈妈一同完成这个重要的过程。

建档医院可以换吗

在某医院建档后，不一定就要在该医院分娩。如果情况有变，中间可以换建档医院。孕妈妈需要带着之前的建档卡以及产检单，到新医院继续产检。新医院可能需要对之前医院检查过的某些项目重新检查，从而更好地了解孕妈妈身体状况。建议尽量不要换建档医院，这样医生能从始至终更好地了解孕妈妈的身体状况，提供有针对性的指导。

建档的步骤

建档的大致步骤为：确认怀孕→预约建档→领取母子健康手册→建档检查→正式建档。

确认怀孕是指医院通过血检或 B 超的方式确认宫内孕囊，通常需要到医院挂号看诊，拿到结果后，医生会问是否在本院建档，并根据预产期推算是否有床位。如果有床位，就会开具建档预约条，并告知下次检查时间。在下次检查时间前，准爸妈需要准备《母子健康手册》，俗称建 "小卡"，它是医院建档不可缺少的材料。

《母子健康手册》又叫《妇幼保健手册》，通常在户口所在地的社区卫生服务中心或者现居住地所属社区领取。

建档检查相当于第一次产检，检查项目包括身高、体重、血压、宫高、腹围、胎方位、胎心、尿常规、血常规、心电图等基础项目及主要脏器检查，主要是看孕妈妈是否适合孕育，及能否安全妊娠和分娩，也为以后孕检提供参照。然后，就可以正式建档了。

建档需要准备哪些材料

办理《母子健康手册》一般需要夫妻双方结婚证、身份证、户口本、确认怀孕的医学证明，如 B 超单、血检 HCG 化验结果等。不同的地区建档需要提供材料不同，有的地区还需要提供计划生育服务单以及非本地户口的居住证 / 居住卡。有的地区妇幼医院或者医院中的妇产科可以领取《母子健康手册》，就不需要到社区领取了。为避免多次往返，孕妈妈和准爸爸最好提前电话咨询所在社区的卫生服务部门。

医院建档则方便很多，一般需要身份证或者医保卡、《母子健康手册》，正常挂号问诊后，医生会开具第一次产检的各检查项目。等拿到各检查单后，就可以正式建档了。有的医院还有一些特殊要求，比如要求完成孕产课学习的证明等，这些都不需要做特殊准备。孕妈妈只要带着身份证、医保卡、钱和准爸爸去医院就可以了。

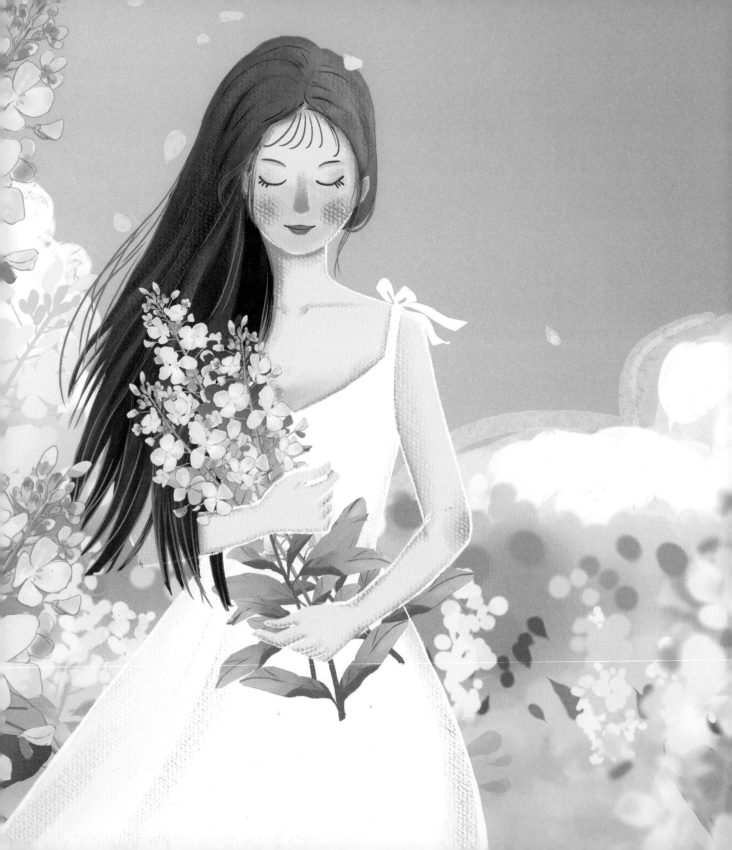

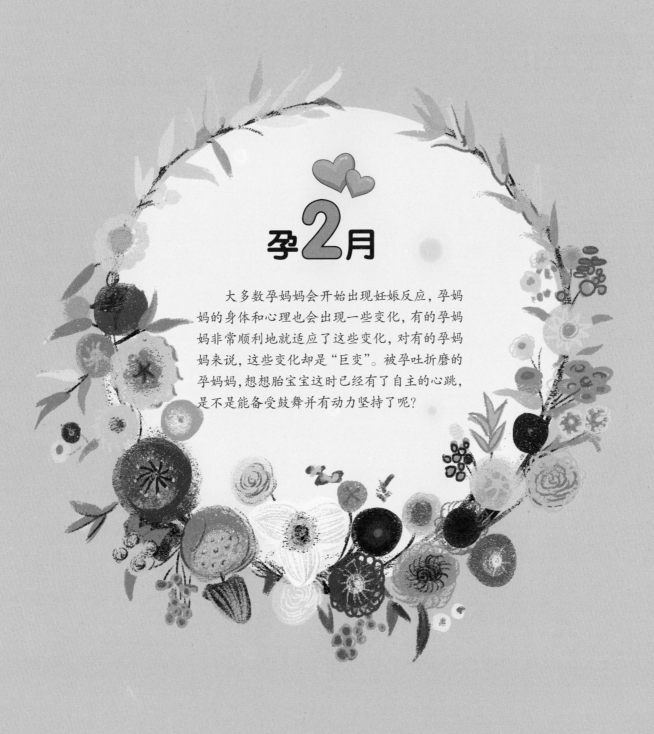

孕2月

大多数孕妈妈会开始出现妊娠反应，孕妈妈的身体和心理也会出现一些变化，有的孕妈妈非常顺利地就适应了这些变化，对有的孕妈妈来说，这些变化却是"巨变"。被孕吐折磨的孕妈妈，想想胎宝宝这时已经有了自主的心跳，是不是能备受鼓舞并有动力坚持了呢？

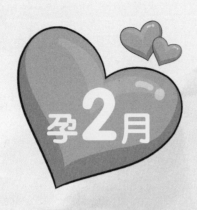

孕2月

虽然体形没有什么变化，但这个月重要的怀孕表现出现了：月经停止。这也是告诉"粗心"的孕妈妈，怀孕啦！从这个月开始，有的孕妈妈嗜睡，有的怕冷，有的闻到油烟味就会觉得不舒服，这些症状通常出现在停经6周以后，一般持续到孕3月。

别着急把妻子怀孕的消息通知亲戚、朋友。前3个月还属于不稳定期，自然流产率有15%左右，这个比例是较高的，而且意外也多发生在前3个月。如果孕妈妈曾经有过流产经历，或者害怕会流产，那还是等到3个月后，状况稳定了再公布喜讯吧。

准爸爸

孕妈妈

营养重点

胎宝宝

小胚胎可以被称为"胎儿"了，他已经在孕妈妈的肚子里安营扎寨。此时胎宝宝胎长为0.4~1.2厘米，胎重2.5~6克，看上去像颗桂圆。器官已经开始有明显的特征，手指和脚趾间看上去有少量的蹼状物。

本月是胎宝宝器官形成的关键期，孕妈妈饮食主要以富含维生素、微量元素锌和易消化、蛋白质含量丰富的食物为主。当然，叶酸的补充也要继续进行。鱼类、海产品、坚果、豆类摄入量都要适当增加。

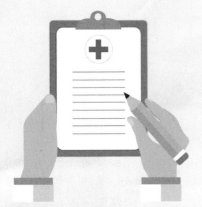

准备一个漂亮、温馨的笔记本，开始记孕期日记吧。孕妈妈怀胎十月，各个时期不同的心情和身体每一个细微的变化、感受、胎教方法、宝宝的反应等，都可以一点一滴地写下来，让它成为你孕育生命的最好记录。随时翻看胎宝宝成长的点滴，母爱油然而生，温柔的爱意也一定会传递给腹中的胎宝宝。

通常建档后第一次正式产检是在怀孕第12周，孕2月的孕妈妈还不用做产检，但是在孕7周左右，准爸爸可以陪妻子到医院进一次全身系统检查，确保孕妈妈能安全顺利孕育宝宝，同时进行B超检查，通过看胚胎数、听胎心、看卵黄囊，确定妻子怀孕状态是否正常，尽早排除宫外孕的危险。

心理建设

产检提示

特别注意

快乐胎教

孕2月对胎宝宝来说仍是危险期。如果孕妈妈阴道排出血块或者浅灰色组织，那么就要注意了，这很有可能是先兆流产的症状，马上去医院。不过，也不必过于担心，大部分孕妈妈还是能安然度过孕早期的，保持心情舒畅很重要。

只有保持愉快、平和、稳定的心态，才能为胎宝宝大脑的全面发育提供有利基础，促进胎宝宝记忆力的增强。因此，始终保持平和、宁静、愉快和充满爱的心情，是孕妈妈整个孕期胎教计划的主要内容。

很多孕妈妈都是这一周等不到月经，才发现自己怀孕了。在喜悦过后，她可能会有担忧和焦虑：胎宝宝会不会有什么缺陷？最近吃的食物会不会对胎宝宝造成伤害？自己能否胜任妈妈的角色？准爸爸是不是也感受到了妻子的焦虑呢？好好和她聊聊，让她抛去这些莫名的担心，做一个自信快乐的孕妈妈。

小心提防宫外孕

宫外孕又叫异位妊娠。由于宫外孕用早早孕试纸检测出来的结果和普通怀孕的检测结果基本是一样的，所以最开始很难确定怀孕的状态。宫外孕要依靠 B 超看孕囊的着床位置才能确诊。正常的妊娠，应该是受精卵在子宫腔内着床发育成胚胎。但是宫外孕的受精卵会在子宫腔以外的其他地方着床。

宫外孕的孕妈妈怀孕 30 天以后虽然也会和正常孕妈妈一样停经，但同时会伴随出现腹痛、阴道出血等症状，这时应提高警惕，到医院检查是否正常怀孕。如果孕妈妈患有盆腔炎、附件炎、子宫内膜炎或有宫外孕史，更应该高度警惕宫外孕的状况。

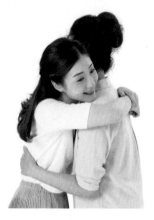

好"孕"的消息令人热泪盈眶

孕妈妈的身体变化

子宫

在孕妈妈的子宫里，有一个饱满的孕囊，虽然现在还什么都看不到，不过小小的"种子"在努力成长，很快，这颗小小的"种子"就会有胎宝宝的模样。

情绪变化

由于体内激素水平平衡被打破，孕妈妈可能会有情绪波动，如焦虑、烦躁等。此时应注意提醒自己，这都是怀孕期间的正常反应，不要长时间陷入负面情绪。

阴道分泌物增加

孕激素会引起孕妈妈阴道分泌物增加。此时分泌物颜色为无色、橙色或淡黄色，有时是浅褐色，并时而出现外阴瘙痒及灼热症状，这都是正常的。

陪伴是一种甜蜜而不是负担

准爸爸担任的角色十分重要，无论准爸爸有多忙，在妻子怀孕期间都应该尽量抽出时间陪在她身边。没有一个孕妈妈愿意一个人去面对产检，面对孕期的各种不适和无所适从。准爸爸的陪伴是用金钱无法买到的温暖。有了爱的陪伴，孕妈妈自然更有信心孕育一个健康的宝宝。

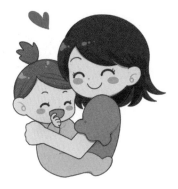

不要有生儿压力，男孩女孩已定

有些家庭会期盼宝宝是个男孩或女孩，其实在精子和卵子相遇的瞬间，宝宝的性别就已经决定了。人的细胞中有 23 对染色体，其中一对是决定性别的性染色体。男性的性染色体是由一条 X 和一条 Y 组成配对；女性是由两条相同的 X 配对。所以生男生女决定于男方的精子所带的染色体是 X 还是 Y，与女性提供卵细胞无关。因此，宝宝的性别取决于男性。这一点准爸爸要有特别清楚的认识。

不论这是你们的第一个孩子，还是二胎宝宝，准爸爸都不要给妻子压力，男孩女孩都是可爱的宝宝，都需要你们百分百的爱和呵护，也需要你们从现在开始学习做好爸爸、好妈妈。

规划幸福，制订孕期计划

产检计划：确定产检医院，并了解该医院挂号流程与排队情况。

孕期体重管理规划：孕期孕妈妈体重增加过多或过少对胎宝宝都是不利的，应在保证所需营养的基础上维持正常的体重，这也有助于顺利分娩。准爸爸可以给妻子做个健康表格，在她愿意的情况下，每天记录她的体重、腰围的变化，从而一目了然地知道妻子的状况。

买一份母婴保险：除了社会保险中的生育险外，准爸爸还可以为妻子买一份专门针对母婴的保险。女性在妊娠期间发生意外的风险会增加，买一份母婴生育保险可以降低由此风险带来的经济负担，提供一份保障。注意此类保险对孕周有限制，要尽早决定是否购买。

运动计划：合理运动不但可以提高身体机能，对胎宝宝发育也十分有益。怀孕的各个不同时期，运动项目也应有所调整。如孕早期以稳妥为主，孕中期运动强度可稍有加强，孕晚期可以加强盆肌底锻炼，利于分娩。

营养规划：准爸爸多关注孕期食谱，同时多关注孕妈妈口味的变化，当好家庭营养师。孕早期，孕妈妈一般会喜欢吃口味比较重一点儿的食物，准爸爸要注意劝导，让孕妈妈饮食尽量清淡，不要偏食。

孕6周

从本周起，有的孕妈妈开始出现早孕反应。伴随着孕吐的出现，孕妈妈会神疲、乏力、易哭，这些都是孕激素"惹的祸"，是正常的生理反应，也是每个孕妈妈都会经历的过程。准爸爸此时要多体谅妻子，尽自己所能，陪伴妻子，让妻子在孕期过得舒服一些。

从此刻起，学习做爸爸

在怀孕期间，伴随着胎宝宝的成长发育，孕妈妈的身体、心理一直在经历着各种变化。这些甜蜜的"负担"是准爸爸没有办法代替和体会的。但是准爸爸可以从生活、情感方面，给予妻子照顾和安慰。

准爸爸要遵从禁烟、戒酒的原则。不仅烟酒对身体健康无益，而且此时妻子正处于孕吐时期，对气味尤其敏感，烟酒的味道会刺激孕妈妈，可能会使她孕吐更加严重。

主动承担家务。孕早期，孕妈妈在适应因怀孕而带来的各种变化，身体或心理会出现很多不适感，而且易疲劳，所以准爸爸要承担起家务，让孕妈妈获得足够的休息时间。

多赞美妻子。孕吐、反胃、疲惫以及对胎宝宝的担忧让孕妈妈的状态并不好。多赞美孕妈妈，让她知道你正关心着怀孕的她，关心着即将到来的新生命。

缓解孕吐的小窍门

补充维生素

根据美国妇产科医师学会建议，孕妈妈在怀孕的前3个月内补充维生素，会减轻孕早期的孕吐。所以孕妈妈在补充叶酸同时，可以适当补充复合维生素，或者保证饮食中摄入足够的蔬菜、水果。

每天吃个苹果

苹果中含有丰富的维生素，可以为孕妈妈提供多种营养素，还可以缓解孕妈妈的孕吐症状。苹果酸甜适度，可以生津止渴，健脾益胃，改善孕妈妈因孕吐导致的食欲不振。此外，苹果对不良情绪也有一定的安抚作用。

常备零食

孕妈妈可以准备一些爱吃的食物，如话梅、柠檬汁、酸奶、番茄等。如果孕妈妈喜欢吃辣口的，可以在烹调饮食时，做得偏辣口一点；对有的孕妈妈来说，甜饮料有很好的镇吐作用，但需要适量饮用。

多吃防辐射的食物

辐射会影响孕妈妈的身体健康，也会对胎宝宝发育产生影响。孕早期是胎宝宝组织分化发育的阶段，如果孕妈妈因为工作原因需要常常面对电脑，不妨多吃一些防辐射的食物，比如黑芝麻、番茄、紫菜、海带、大蒜、绿豆、木耳等。

听从来自身体的信号

对孕妈妈来说，从孕 6 周的孕吐开始，到孕 10~12 周是一段有点"负担"的日子。每天的孕吐、身体的疲劳、胸部隐隐的胀痛、总想跑厕所的念头会让刚刚荣升孕妈妈的女性感到颇为苦恼。

其实，这些是身体机能在适应新的变化的过程，孕妈妈不要太过于焦虑和担心。一般到孕 12 周后，孕吐就会结束，接着迎来舒适的孕中期。疲劳也是机体的警示灯，它在告诉你："不要急，好好休养。"胸部隐隐的胀痛是乳房在为分泌乳汁做准备，每天热敷一下可以缓解。

有的孕妈妈孕吐比较严重，吃什么吐什么，甚至连喝口水也会想吐。孕妈妈可能会食欲下降，但胃空空的反而会加重孕吐。孕妈妈初次经历这些变化，身体和心理都在适应中，而且可能会有莫名焦虑、烦躁等情绪。虽然这些是怀孕的正常反应，但孕妈妈注意不要让自己陷入负面情绪，多和丈夫、亲友分享自己的感受。这个时候孕妈妈不妨吃个苹果，不仅能够生津止渴，还能有效缓解孕吐。

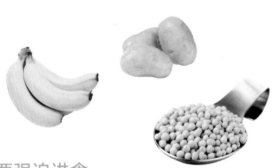

不要强迫进食

孕早期，大部分孕妈妈都会有呕吐、恶心、眩晕、食欲下降等妊娠反应。很多孕妈妈都担心不吃东西会影响胎宝宝发育，从而强迫自己进食，其实是没有必要的。

在怀孕的前 3 个月，营养上只要保证均衡即可，不需要大补特补。饮食可以清淡为主，可将每日饮食调整为少量多餐，每天增加一次加餐，量不宜过多。在每天清晨早孕反应严重时，尽量吃易消化的食物。

如果孕妈妈身体缺乏维生素 B_6 和锌，则会感觉恶心感加剧，适量补充维生素 B_6 和锌有助于缓解孕吐。生活中常见的富含维生素 B_6 的食物有香蕉、土豆、黄豆、胡萝卜、核桃、花生、菠菜等。富含锌的食物包括动物的肝脏、鱼类、蛋类等，孕妈妈可以适量食用。

孕早期应叫停"性"福

孕早期是否能过性生活？虽然这一问题存在部分争议，但多数医生和专家的建议是，孕早期不宜进行性生活，主要原因如下。

胚胎还不稳定

从孕2周精子与卵子相遇开始，受精卵一边分裂，一边沿着输卵管向子宫移动，一般到孕3周末期或者到孕4周，胚胎才开始着床，并分化形成胚胎、脐带，从此时到孕12周，胚胎都不够稳定，若此时进行性生活，稍有不慎就可能导致胚胎着床失败，无法"扎根"于子宫，所以最好慎重。

导致母体感染

怀孕早期性生活可能会导致孕妈妈阴道感染，这是因为孕妈妈阴道经过宫颈与宫腔相连，性生活可影响到阴道健康，因此不排除感染的可能。阴道感染后可能导致宝宝畸形，甚至流产。孕早期性生活主要的问题是刺激与感染，倘若动作比较猛烈，受到机械刺激而导致流产的可能性还是比较大的。

有流产迹象、流产历史等的孕妈妈更要注意孕早期不宜有性生活，以免引起流产。准爸爸要体谅孕妈妈，怀孕期间还是尽量避免性生活。

预防流产

刚刚植入子宫内膜的胚胎，与孕妈妈的连接还不是很稳定，所以孕早期是非常容易流产的。孕早期孕妈妈应该注意多休息，不可过度劳累，不要搬运重物或激烈运动。如果孕妈妈出现单侧下腹部剧痛，伴有阴道出血或出现昏厥，这有可能是宫外孕或先兆流产的征兆，应立即去医院就诊。

想吃什么就吃什么

在本周，孕妈妈的饮食目标是"只要能吃得下，想吃什么就可以吃什么"，不必有特别的忌讳，当然也不必强迫进食。如果在饮食中，能参考以下原则，不仅能缓解孕妈妈孕吐，也能补充充足营养，令孕妈妈的孕2月生活更加舒适。

在想吃什么就吃什么的基础上，尽量保证合理、均衡的营养摄入。中国营养学会《中国孕期妇女膳食指南》建议，孕妈妈应保证每天最基本的营养摄入为主食300克左右，其中最好包括粗粮100克左右、肉类80克、蔬菜500克，最好有一半是深色蔬菜，饮用6~8杯水。准爸爸可以参照此标准为孕妈妈准备饮食。

继续补充叶酸，或含有叶酸的复合维生素。继续补充叶酸有助于促进胎宝宝神经系统发育，降低神经发育畸形概率，叶酸至少要补充到孕3月以后。

每天摄入适量豆类及豆制品。其中不仅含有丰富的植物蛋白，还含有大量的可溶性膳食纤维，对孕妈妈缓解孕期便秘也有一定的作用。如食用豆饭、豆浆、豆腐等，每天摄入50克左右即可。

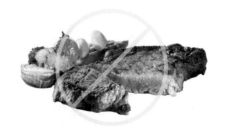

孕期尽量不吃生食，准爸爸要给妻子准备加工熟透的食物

预期效果	维生素	种类食物
增高	维生素D	动物肝脏、虾皮、蛋黄以及蔬菜
皮肤细腻光洁	维生素A	动物的肝脏、蛋黄牛奶、胡萝卜、番茄以及绿色蔬菜、水果、坚果和植物油等
改善肤色	维生素C	番茄、葡萄、柑橘、菜花、冬瓜、洋葱、大蒜、苹果、刺梨、鲜枣等
头发油亮发黑	B族维生素	瘦肉、鱼、动物肝脏、牛奶、面包、豆类、鸡蛋、紫菜、核桃、芝麻、玉米以及绿色蔬菜
视力好	维生素A	动物肝脏、蛋黄、牛奶、鱼肝油、胡萝卜、苹果等

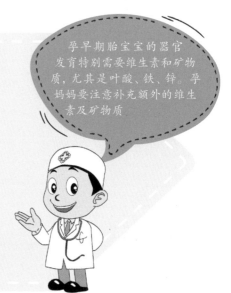

孕早期胎宝宝的器官发育特别需要维生素和矿物质，尤其是叶酸、铁、锌。孕妈妈要注意补充额外的维生素及矿物质

孕7周

孕妈妈如果在本周进行B超确认怀孕的话，可以通过B超看到子宫内十分饱满的孕囊，孕囊内已经有了清晰可见的胚芽。此时胚胎已经初具人形，有的已能检测到胎心，不过这不是绝对的。此时，检测没有发现胎芽、胎心也不要着急，每个孕妈妈怀孕的情况都不一样，可以下周再检查看看。

口腔卫生也是本月关注重点

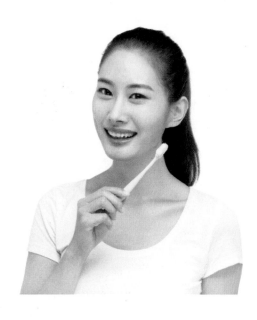

孕7周，孕妈妈的孕吐反应相比于孕6周会更严重一些，每天不定时的孕吐除了让孕妈妈感觉口腔有异味外，呕吐残留物也会对孕妈妈的牙齿健康产生影响，如引起牙龈炎，所以孕妈妈要注意口腔卫生。孕吐后，要认真漱口。孕妈妈每天要认真刷牙，刷牙时，选用软毛牙刷，使牙刷软毛与牙齿呈45°角，从牙根处轻轻转圈向牙齿刷，上面牙齿向下刷，下面的牙齿向上刷，别忘记要刷牙齿的咬合面。每次刷牙应刷至少3分钟，每天刷2~3次。

另外，有的孕妈妈发现此时刷牙有牙龈出血的情况，这是由于孕妈妈体内孕酮含量升高，口腔供血量增加，毛细血管扩张、弯曲、弹性减弱导致的，可以通过适量补充维生素C缓解。

孕妈妈的身体变化

心率加快

为了适应胎盘循环的需要，孕妈妈的新陈代谢和循环血量增加，会出现心跳变快，甚至心慌、头晕的症状。这是孕期正常的生理现象，随着身体对怀孕的适应，这种情况会渐渐消失。

异常疲倦

这一周孕妈妈会感到很疲倦，这也是身体在适应怀孕而产生的正常反应。当孕妈妈身体渐渐习惯了，就会恢复正常的精力。一般说来，度过了3个月的孕早期，异常疲倦的情况就会消退。

总想去厕所

这时，孕妈妈会有频繁想去厕所小便或者有大便感觉，这是因为随着孕囊的发育，子宫变得饱满，对膀胱、直肠产生压迫感，引起了排便的感觉，属于孕期正常的生理现象，无须治疗。

准爸爸应多了解一点孕激素的知识

　　孕激素是由卵巢黄体细胞分泌的一种类固醇激素，以孕酮为主。孕酮可以使孕妈妈的子宫内膜增厚，有利于胚胎着床，同时还可以促进乳腺腺泡、乳腺腺管发育，为泌乳做准备。如果孕妈妈体内孕酮水平较低，会对胎宝宝产生不利影响，可以多食用豆类、全麦食物来补充雌激素。

生育保险要知道

　　生育保险是国家立法保障妇女生育权力的具体措施，覆盖人群包括参与城镇职工社保的人员及其未就业的配偶。生育保险福利主要有生育医疗待遇、生育津贴、产假。

　　生育医疗待遇报销范围包括检查费、接生费、手术费、住院费、药费、计划生育医疗费用，但各地报销费用标准不一。

　　生育津贴就是产假工资。生育保险基金会在孕妈妈产假期间发放一笔钱代替收入，其具体金额可通过计算得出：生育津贴 = 月平均工资 /30 ×（产假天数 + 计划生育产假天数）。注意，月平均工资是你所在单位上年度全体员工月平均社保缴费工资。

　　产假主要分为基本产假、产前检查、产前工间休息、授乳时间。

　　如果未达到生育险缴纳标准，那么生育保险带来的福利就没办法享受了。生育保险缴纳标准主要有：生育保险必须连续缴纳 9 个月或者累积缴纳 12 个月，而且生产当月也必须缴纳，才能享受待遇。如果出现断缴，需连同其他四险一金一起补缴，且最多补缴 3 个月的生育保险。

别太在意生活中的"辐射"

　　以往的观点认为手机、电视、微波炉、电吹风以及工作环境中常见的打印机、复印机等都存在辐射，孕妈妈应该远离。但实际上，手机、电视、微波炉等生活中的常用电器都是安全的，不会对孕妈妈以及胎宝宝产生不利影响。因为这些电器产生的辐射是电磁辐射，根本不会穿透人体皮肤，而且手机、电视、电吹风这些电器正常使用，其电磁辐射的量也是微乎其微的。

　　对于微波炉、打印机、复印机等，只要保持适度距离，对胚胎也不会产生任何影响，请准爸爸和孕妈妈放心。

　　真正令准爸爸和孕妈妈担心的是电离辐射，是那种可以穿透人体的，比如 X 光胸片、行李安检仪等，对于这一类孕妈妈尽量别接触。孕前及孕中期不拍 X 射线胸片，通勤过安检的时候，可以稍微等一会儿，等包或者行李从安检仪的帘幕中自行出来后再取，不要着急去掀开安检仪帘幕取包。

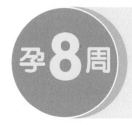

孕8周

到孕8周，在孕妈妈的孕囊中可以检测到胎芽、胎心了。孕8~12周，孕妈妈会进行第一次产检。从本周末期开始，胚胎可以被真正地称为"胎儿"了。本周，准爸爸在担负起孕妈妈营养大任的同时，也需要了解产检的相关内容，陪伴孕妈妈产检。

第一次产检都检查什么

孕7~8周，孕妈妈要确诊宫内孕，即要听到胎心。B超确诊宫内孕，并有胎心后，会在孕12周建档，并进行第一次产检。

产检的项目包括血压、血常规、血生化（包括肝功能、血脂、空腹血糖、肾功能、尿酸）、病毒五项检查（包括乙肝、丙肝、梅毒、艾滋病和巨细胞病毒感染）、甲状腺功能、尿常规、心电图、妇科检查（包括观察子宫、宫颈、阴道黏膜状态，以及确定是否有妇科炎症）等。除此之外，还会测量孕妈妈体重，为日后产检提供参照，并根据孕妈妈的身体健康状况进行其他检查等。

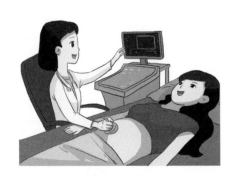

第一次产检项目需要全面了解孕妈妈和胎宝宝发育情况，所以检查得会详细一些，准爸爸最好陪同前往。

胎宝宝的变化情况

神经系统持续快速发育

孕8周是胎宝宝大脑和神经系统快速发育期。大脑皮质清晰可见，平均每分钟大约有10000个神经细胞产生，胎宝宝正在为将来拥有聪明的头脑做建设性准备工作。

五官渐渐"成形"

胎宝宝眼睑正在形成，已经开始有了褶皱，鼻子部位也开始挺起来了；耳朵渐渐成形，牙和颌部在口腔轮廓形成之后也开始发育，舌头开始逐渐形成。胎宝宝的皮肤很薄，血管清晰可见。

心脏发育正逐渐完善

此时胎宝宝已经有了胎心。肝脏开始产生红细胞，血管正在完善。在本周快结束的时候，胎盘和脐带会逐渐形成，成为胎宝宝和孕妈妈的营养流通"桥梁"。

第一次产检注意

　　在第一次产检中，之前没有做过婚检、孕检的孕妈妈，还要增加地中海贫血的筛查。如果家中养有宠物，一般还要进行寄生虫检查。如果夫妻中有一方有家族遗传病，医生还会建议在孕 9~11 周期间做绒毛采样检查。绒毛采样是筛查基因疾病的，因有流产和致畸的风险，除非是特别严重的基因缺陷类遗传病，大多数情况下不要采用该检查方法。

检查需要空腹和憋尿

　　第一次产检会检查肝功能等项目，需要空腹，且血检最好在上午10点之前抽完样本。所以孕妈妈和准爸爸要注意早点去医院，并提醒孕妈妈在前一晚 8 点以后禁食、禁水，去医院当天要空腹。

　　如果到此时孕妈妈才进行第一次 B 超检查，那么还需要憋尿。准爸爸可以提前给妻子准备点零食，带着热水杯，先进行需要空腹的项目，检查完后可以先让妻子补充点能量，开始喝水、憋尿，为 B 超检查做好准备。

　　本次检查前需要建档，所以准爸爸要提前准备好建档材料，拿好妻子的身份证、社保卡、早孕确诊单等证件和其他相关材料。

　　目前医院产检都采取的是预付款的方式，由于第一次产检项目较多，费用要比以后的每次产检稍微多一些，准爸爸要提前准备好。

需要了解的第一次产检知识

　　第一次产检的重点项目是 B 超，确诊宫内孕以及胎芽、胎心情况，血检以及妇科检查。抽血前 2 天最好不要进行持续时间较长的运动，如长跑、骑车等，否则对化验结果影响较大。饮食也以清淡为主，尽量别在血检、尿检前几天吃大鱼大肉，会影响血液中血脂、尿蛋白等数值。

　　抽血的前一天，最好洗个澡或将双手手臂洗干净，这样抽血时，消毒会更好，避免伤口感染。抽血当天，不要穿袖口过紧的衣服，避免抽血时衣袖卷不上来，或抽血后衣袖过紧，引起手臂血管肿胀。

　　血检的各项检查单出来后，上面通常会有标准值参考。对于病毒五项或者寄生虫检查单，上面会有 "-" 标，或者"阴性"标注，如果出现抗体阳性，通常会标注为 "+" 或者"阳性"，阳性则意味着可能有病毒感染，届时医生会解释，或提出解决办法。

孕期护肤，做个美丽"孕妈"

怀孕后，考虑到化学物质对胎宝宝的影响，孕妈妈不敢使用护肤品、化妆品。其实大可不必如此，天然成分的产品对孕妈妈和胎宝宝通常是无害的。

清洁、护肤，正常使用就好

由于孕激素的分泌，部分孕妈妈会感觉到皮肤油脂分泌增多了，所以正常的清洁、护肤是必不可少的。如果孕妈妈肌肤变得敏感，可以选用孕妈妈专用的天然成分的护肤品。

谨慎使用美白产品

美白产品中含有铅、汞等重金属元素，不适合孕妈妈使用，如水杨酸等成分进入血液，进而影响胎宝宝，所以孕妈妈尽量不使用美白产品。

需要注意的是，孕妈妈在选用美白护肤产品时应该谨慎，因为很多美白护肤产品成分比较复杂，说明书上写得也不是很详细，为了"零伤害"，所以谨慎选择。

此外，对于美白针或者美白丸等直接注射或者口服的美白用品要杜绝，这类产品的有效成分更加复杂，而且能购买这类产品的机构也鱼龙混杂，有可能会对孕妈妈的身体健康和胎宝宝发育产生影响。

远离麝香等孕期有害成分

古装剧中经常有用麝香进行宫斗的情节，虽然影视作品中有夸张的成分，但孕妈妈仍要注意，尽量远离香气过浓的香水、化妆品、膏药等，尤其是含麝香成分的产品。需要注意的是，有的洗发水或沐浴露中也含有类似成分，准爸爸一定要检查家中的洗护、化妆用品。

做好保湿、防晒

延缓皮肤衰老、保持皮肤良好状态的最佳方法是保湿以及防晒,孕妈妈做好这两项工作,能最大限度地保护皮肤,做美丽孕妈妈。

皮肤的保湿主要通过补水和锁水完成,即多喝水、敷面膜,以及使用保湿霜、面霜。当然,这些和孕前的护肤步骤没有什么区别,正常进行或者使用即可。

对于防晒,孕妈妈需要多注意。在孕期,孕妈妈很容易在眼周、颧骨部位出现皱纹或色斑,而晒太阳过多会让这些皱纹、色癍更显眼,所以孕妈妈出门最好还是涂抹防晒霜。

目前市场上常见的防晒霜分为两种,一种是化学防晒剂,孕妈妈应尽量少用;另一种为物理防晒,成分是氧化锌或二氧化钛,仅相当于贴身穿了件防晒衣,完全不会被皮肤吸收,所以孕妈妈使用也不会对胎宝宝产生不利影响。但是物理防晒往往会让皮肤看起来更白,而且物理防晒霜必须涂抹厚厚一层才管用,所以看起来不太自然。不喜欢涂抹防晒霜的孕妈妈可以通过打遮阳伞、戴帽子或者口罩的方式来达到物理防晒的效果。

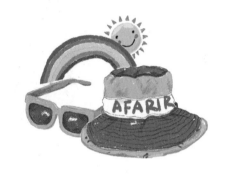

成分	构成中的成分表示	原因
类视黄醇	是维生素 A 及其类似物的一个集合专用术语,在护肤品、化妆品中也用"维甲酸"表示,英文为"Retinoid"	往往会被用于治疗"痘痘"以及去皱护肤品中。这类成分容易产生脱皮、过敏等皮肤问题,而且有导致胎宝宝畸形的风险,孕妈妈最好避免使用
水杨酸	英文为"Salicylic Acid",简称"BHA"	有消炎镇痛的作用。常被用于花露水、爽肤水中,有防腐杀菌、止痒消肿、止痛消炎的作用。有些皮肤清洁产品也含有该成分,应避免使用
果酸	英文为"AlphaHydroxyl Acid",简称"AHA"	其作用与水杨酸同,有去角质的作用,常被用于面膜、洁面乳、爽肤水中。需要注意的是,按照分子结构的不同,果酸可以区分为甘醇酸、乳酸、苹果酸等 37 种。若护肤品中标注了这些成分,孕妈妈最好也不要用

选择护肤品要注意这 3 类物质

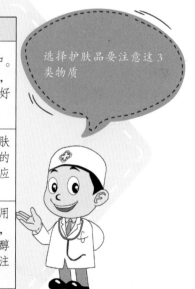

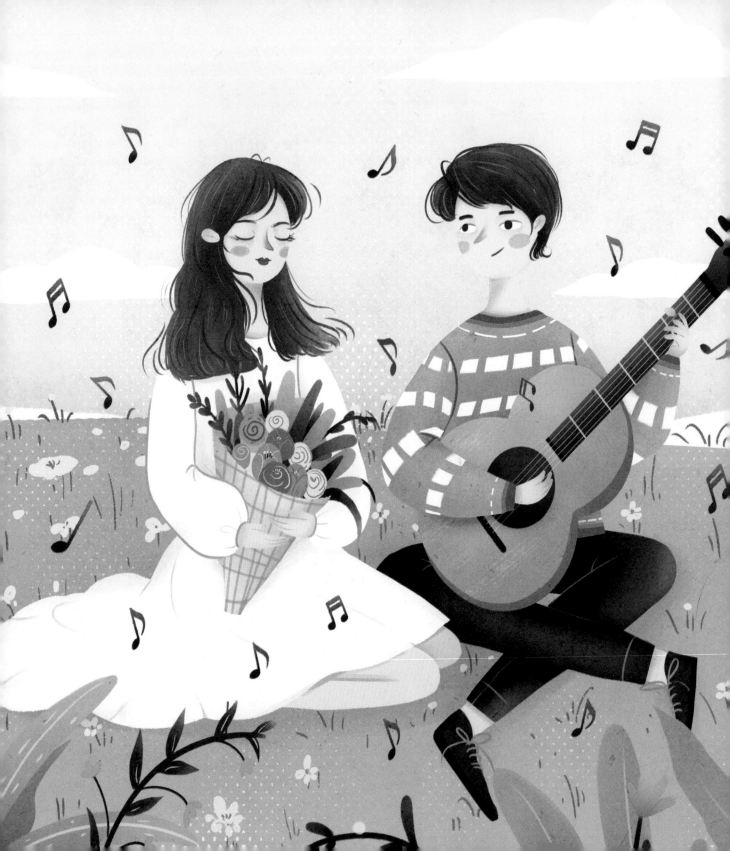

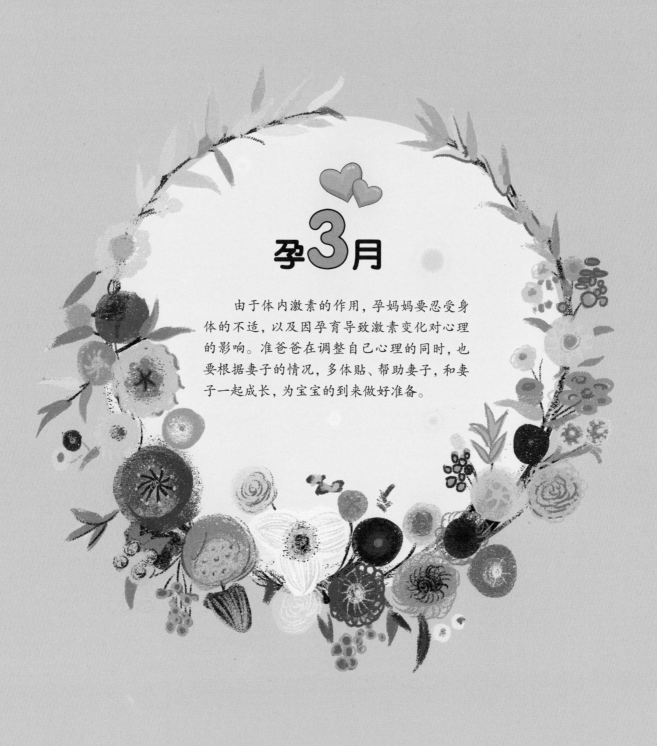

孕**3**月

　　由于体内激素的作用，孕妈妈要忍受身体的不适，以及因孕育导致激素变化对心理的影响。准爸爸在调整自己心理的同时，也要根据妻子的情况，多体贴、帮助妻子，和妻子一起成长，为宝宝的到来做好准备。

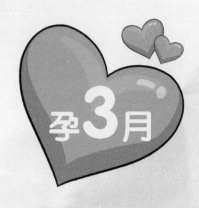

孕3月

孕妈妈会感觉心跳快，甚至会感觉到头晕，这是由于怀孕后身体为了适应胎盘循环的需要，孕妈妈的新陈代谢和循环血量的增加引起的。这种变化从孕10周开始增加，至孕28周左右达到高峰，这是正常的生理现象，不必过于担心，注意观察即可。如有明显异常，要及时到医院就诊。

在孕妈妈培养孕期良好的生活习惯时，准爸爸不仅要在语言上支持、鼓励，更要和孕妈妈一起培养良好的生活习惯，让孕妈妈感觉到准爸爸是和自己一起度过这段特殊时光的。

准爸爸

孕妈妈

营养重点

胎宝宝

从本月起，胎宝宝真正开始有宝宝的模样了，胎长能达到2~9厘米，胎重可达9~23克。"尾巴"已经完全消失，具备人形，而且成长速度越发惊人了。到了本月末，胎宝宝大小会像一颗饱满的李子。心脏、肝脏、肾脏等器官都开始最初的工作。胎盘也已完全形成。

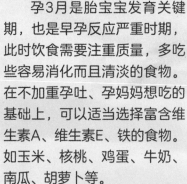

孕3月是胎宝宝发育关键期，也是早孕反应严重时期，此时饮食需要注重质量，多吃些容易消化而且清淡的食物。在不加重孕吐、孕妈妈想吃的基础上，可以适当选择富含维生素A、维生素E、铁的食物。如玉米、核桃、鸡蛋、牛奶、南瓜、胡萝卜等。

本月，孕妈妈产检项目比较多，准爸爸要多体贴妻子的辛苦。有的孕妈妈孕吐反应强烈，情绪易怒或多愁善感，准爸爸发现妻子有不安的情绪要及时安抚。

大多数孕妈妈的第一次产检会在本月进行，除了比较详细、全面的第一次产检内容外，本月还有一项非常重要的产检项目——NT检查。NT（Nuchal Translucency）检查，即检查胎宝宝的颈项透明层，对筛查胎宝宝是否存在异常有重要意义。NT检查需要采用B超检查，检查期间需要胎宝宝配合，宝宝必须是侧身，位置不好则看不到颈项透明层。所以有时孕妈妈需要接受多次检查，也可能会在检查过程中，让孕妈妈出去溜达一会儿，吃点东西，再检查等。

心理建设

产检提示

特别注意

快乐胎教

NT检查需要憋尿。孕妈妈要去进行NT检查的日子，准爸爸需要记着给妻子准备保温杯，而且最好给妻子带点水果、牛奶、话梅等零食，以缓解妻子在路上或检查过程中出现的孕吐。去之前，提醒妻子穿容易穿脱的衣物。

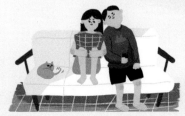

此时孕妈妈自己要明白，感性化是此时孕激素作用的结果，应注意自我调节，尽量保持愉悦情绪；准爸爸也要多陪伴，多体贴妻子。孕妈妈要经常提醒自己，不要生气，保持好心情，孕期保持良好心情，这样宝宝出生后脾气、性格也会好。

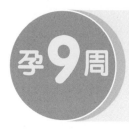

孕9周，胚胎尚不稳定，孕妈妈和准爸爸还需要继续注意，孕妈妈要尽量保持心情愉悦，不能太激动，一旦出现不适的情况，要立即去正规医院检查。

相对于一胎妈妈，二胎妈妈此时要相对轻松一些，但同一胎妈妈一样，在相对危险的孕早期，都还需要谨慎一些，尤其是在生活细节方面。

出行要注意安全

孕早期是相对危险的时期，不适合长途旅行，孕妈妈也不宜长时间乘坐交通工具。此时孕妈妈的子宫因胚胎发育比较饱满，而且宫颈变软，久坐、长时间的颠簸会令孕妈妈感到不适。乘坐公共交通工具时，孕妈妈最好避开交通高峰，提前出门。因为交通高峰时，车内人多，有可能会使孕妈妈腹部受到冲撞，并且过于拥挤的环境空气污浊，不利于孕妈妈呼吸新鲜空气。若在车内遇人多拥挤的情况，孕妈妈可提前下车，换乘下一辆或者改乘其他交通工具。另外，孕妈妈不宜骑自行车。骑自行车的姿势使腹部受压，易导致盆腔充血，不利于胎宝宝发育。

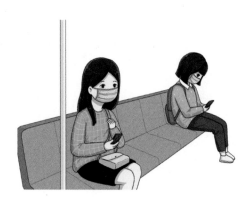

孕3月可能出现的不适

外阴灼热、瘙痒

有的孕妈妈会感觉到外阴瘙痒及灼热，这是孕激素的作用，孕妈妈阴道分泌物增加，从而产生不适感。孕妈妈要勤换洗内裤，洗澡时用清水清洗外阴，症状可得到缓解。如果有炎症，则最好联系产检的妇科医生，根据医嘱进行处理。

阴道出血

在孕3月内，随时都有可能会出现阴道出血或者有褐色分泌物的情况。如果不伴随腹痛，而且检查HCG值、孕酮值正常时，一般不需要特殊处理，注意观察即可。如果阴道持续或间歇性地"见红"，还伴有腹痛，有流产的症状，应及时就医。

浑身难受，并没有特殊痛点

大多数孕妈妈在孕3月都感觉浑身难受，但又无法说出具体位置，有的孕妈妈还会出现睡眠不佳的情况。这些都是正常的早孕反应，是由于体内激素水平变化引起的。等过了孕12周，这种情况会大大好转。

面对嗜睡、忘事，顺其自然

　　面对这时出现的嗜睡、忘事的情况，孕妈妈要顺其自然。当特别疲倦的时候，想睡就睡吧。休息好了以后，孕妈妈心情舒畅，同时也能保证比较高的工作效率，最大限度降低怀孕对工作的影响。对于容易忘事这种情况，孕妈妈可以将备忘录作为日常生活、工作的必备。孕妈妈要相信自己，一定能顺利度过这段早孕时光。

多晒晒太阳

　　晴朗的天气、温暖的阳光会令孕妈妈心情更好。阳光中的紫外线可作用于皮下的脱氢胆固醇，促使合成维生素 D，有助于体内钙质吸收。此外，紫外线还具有杀菌、消毒的作用，所以孕妈妈适当晒太阳，不仅可促进健康，还可以提高抵抗力，预防感染性疾病，有益于胎宝宝发育。准爸爸可以有意识地陪妻子多晒晒太阳。

　　只要时间、天气允许，孕妈妈最好每天都晒太阳。冬天每天不少于1 小时，夏季每天不少于 30 分钟，而且最好到室外。因为紫外线无法进入室内，不能起到良好的效果。

　　孕妈妈在晒太阳的时候做好防护，使用遮阳伞、遮阳帽，或者涂防晒霜，晒太阳时的温度以自己感觉舒适为宜。

孕妈妈开车要注意

　　孕妈妈自己驾车时应注意以下几点。

　　1. 开车时正确使用安全带。安全带的肩带部分应置于肩胛骨的地方，穿过胸部中央，腰带部分位于腹部下方，注意不要压迫腹部。

　　2. 开车速度要适当。孕妈妈开车时应避免急刹车、急转弯等紧急制动情况，将车速控制在合理范围内。如果需要在高速路上行驶，最好由准爸爸驾驶车辆，以免孕妈妈精神高度紧张，增加孕早期身体的不适感。

　　3. 开车时穿平底鞋。怀孕期间，孕妈妈下肢会出现水肿现象，本就不适合继续再穿高跟鞋。此外，驾车时穿平底鞋会降低安全隐患。

　　4. 堵车时不要开车窗。堵车时，周围空气中汽车尾气可能超标。开窗后孕妈妈呼吸到的空气不够干净、清新，不利于胎宝宝的神经发育。

　　5. 不要开新车。新车车内的皮革味道、甲醛、苯等气味不仅刺鼻，对孕妈妈、胎宝宝的身体也有不利影响。

　　6. 孕 7 月以上的孕妈妈最好不要单独驾车。

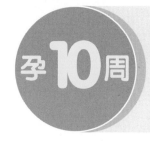

孕**10**周

孕 10 周，孕妈妈的孕吐反应可能更严重了。孕妈妈可以通过吃点新鲜的水果或者梅子等缓解孕吐。孕妈妈再坚持坚持，再过 2 周，孕吐反应就会大大缓解。本周的胎宝宝大概有小金橘般大小，心脏已经基本发育完成；手腕和脚踝发育完成，并清晰可见；大脑依然在快速发育；小小的头部开始变圆了。

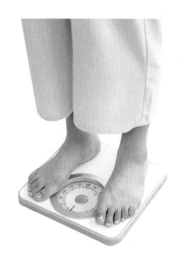

体重变轻了是正常的

孕早期有的孕妈妈的体重下降是正常的情况。这是因为在孕早期，孕妈妈由于孕吐反应，胃口不太好，吃得比较少造成的。另外，此时胚胎刚刚形成，胎宝宝才长到 4 厘米左右，子宫内羊水量非常少，胎宝宝发育对孕妈妈的体重基本上没有影响，所以在怀孕 3 个月内，孕妈妈体重不会有太大变化，甚至体重变轻了，这些都是正常现象。

此时，胎宝宝基本处于胚胎形成和发育期，需要的营养很少，所以孕妈妈不必担心体重下降会对胎宝宝有不好的影响。当过了孕 3 月，孕吐反应消失，胎宝宝快速发育，所需营养增加，孕妈妈就会经常感觉到饿，食量会有所提高，体重也会增加。

远离生活中这些因素

甲醛、苯氢

甲醛、苯氢或者工作、生活中的化学制剂，都会对胎宝宝的发育产生不可逆转的伤害。孕妈妈要尽量远离生活中这类物质，最好避免入住新房。室内经常开窗通风换气，栽种绿萝、仙人掌等植物净化空气。

杀虫剂、蚊香

杀虫剂、灭蚊剂中含有后菊酯物质，孕妈妈大量吸入体内，可能对胎宝宝神经造成损伤，怀孕期间最好还是远离这些物质。其实对孕妈妈来说，除了蔬菜、水果等自然的香味，任何人造的味道，或者引起自身不适的味道，都应远离。

噪声

噪声会导致孕妈妈和胎宝宝心跳加速，引起烦闷。孕妈妈宜尽量远离声音强度在 70 分贝以上的场所。孕妈妈尽量不要到交通拥挤、人流量大的闹市区去。

第一次 B 超听到宝宝心跳

大多数孕妈妈在此时进行第一次产检，通过 B 超会听到"库库库库库"的小火车开过的声音，这是胎宝宝的心跳声。正常情况下，这应该是孕妈妈和准爸爸第一次比较清晰地能听见胎宝宝心跳的声音，所以准爸爸一定要陪妻子去产检，千万不要错过这个"第一次"的机会。

和孕妈妈一起记录肚子的变化

记录孕妈妈怀孕期间肚子的变化是一件非常有趣且快乐的事情，可以让孕妈妈和准爸爸对宝宝的期待变得更加具体，能令孕早期的孕妈妈心情变得愉悦起来。

孕 10 周时，有的孕妈妈体重虽然减轻了，但能看到小腹有微微的隆起；有的孕妈妈的肚子还没有任何变化，这都是正常的。从本周开始，准爸爸可以用照片的形式记录孕妈妈的肚子变化，留下一份有趣而奇妙的回忆。

照片可以每天一拍，也可以每周一拍，不需要特意请专业的摄影师，用家里的相机或者手机都可以记录下这个变化。准爸爸可以给这个记录过程来点创意，比如拍照时准爸爸用不同的水果放在孕妈妈的肚子上，将孕妈妈的肚子和每周胎宝宝的大小做个对比。拍完后可以做成视频或者影集，这将是一份美好的回忆。

散步、快走是最好的运动方式

孕早期，散步和快走依然是孕妈妈最好的运动方式。当然，如果孕前孕妈妈喜欢其他的运动方式，此时依然可以保持。

散步、快走的地点可以选择空气清新、树木较多，以及噪声和尘土比较少的公园或街道。这样宜人的环境，会令孕妈妈心情愉悦。

散步时间最好选择上午或者下班后，孕妈妈可以根据自己的工作和生活情况安排适当的时间。准爸爸要主动陪妻子散步，这样不仅可以增加夫妻间的交流，还可以培养对胎宝宝的感情。两个人轻松地走在花草茂盛、绿树成荫的小路上，聊聊一天的工作、生活，是非常惬意的二人时光。

散步时穿着鞋底稍微厚一点和对脚踝包裹比较好的运动鞋。合适的运动鞋会对孕妈妈的脚起到很好的保护作用，而且运动鞋鞋底的气垫设计会令孕妈妈走路更轻松，减轻疲劳。每天可以散步、快走30 分钟左右。

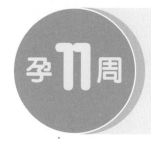

此时孕妈妈的状态依然和上周差不多，孕早期的头晕、孕吐、易疲倦的状况依然存在，但子宫已经在慢慢变大。本周孕妈妈的子宫有准爸爸的拳头大了。比较瘦弱的孕妈妈能看到小腹微微隆起。本周的胎宝宝大多数器官组织都已经发育，脊髓等中枢神经的发育也非常发达了，大小像个无花果。

NT 早期排畸检查一定要做

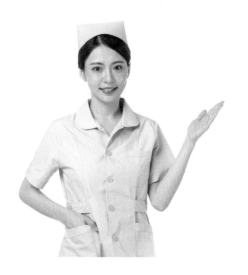

NT 检查，即通过 B 超检查胎宝宝的颈项透明层，这是胎宝宝淋巴系统发育成熟前，部分淋巴液积聚在颈部形成的透明层。NT 检查就是查看这一透明层的厚度，一般在孕 11~14 周时需要到医院进行检查。

检查结果主要是观察 NT 厚度值。一般来说厚度值小于 2.5 毫米为正常，大于 2.5 毫米为 NT 增厚，也有的医院以 3 毫米为标准。NT 增厚的胎宝宝患有染色体异常的可能增加，NT 值厚度越大，胎宝宝染色体异常危险性越高。所以 NT 增厚的胎宝宝都需要进一步做羊水穿刺或脐带穿刺明确情况。

孕 11 周营养补充重点

维生素 A

胎宝宝的皮肤、胃肠道等快速发育，而维生素 A 在其中起着至关重要的作用。胎宝宝需要通过孕妈妈来摄取营养，孕妈妈可以适当吃一些富含维生素 A 的食物，如鱼、红薯、南瓜、胡萝卜等。

铁

很多孕妈妈在孕早期会出现缺铁性贫血，伴有头晕、心悸等症状，所以孕早期应适当多吃富含铁元素的食物，持续补充铁。日常生活中常见的富含铁的食物有动物内脏、鸡蛋、瘦肉、牛奶等。

维生素 E

孕 11 周，胎宝宝的神经系统快速发育，脑细胞增殖较快，而维生素 E 是大脑发育不可缺少的营养物质。孕妈妈适当补充富含维生素 E 的食物，如各类坚果、食用油等。

肚子咕噜咕噜的是胎动吗

在孕 11~12 周，敏感的孕妈妈时常会感觉肚子咕噜咕噜的，这种情况可能是胎动，但也可能是肠鸣引起的。孕 11 周，胎宝宝会动，但是由于胎宝宝太小，动的强度也比较弱，大多数孕妈妈感受不到，不过敏感的孕妈妈以及腹部比较瘦的孕妈妈可能会感受到。相对于是胎动，肠鸣的发生概率更高，这是随着子宫逐渐饱满，孕妈妈易发生肠胀气的缘故。

孕期 5 次 B 超检查及时间

在孕早期检查中提到最多的是 B 超，如早孕确诊、第一次产检、NT 检查等，以至于很多孕妈妈不知道孕期到底做多少次 B 超检查。B 超是产检中判断胎宝宝状况的重要手段，是一定要做的。一般怀孕期间 B 超检查需要做 5 次。

第 1 次为孕早期确诊怀孕，一般在停经 37 天后进行，主要了解妊娠位置、胎数、是否有合并症。这通常是在第一次产检时做的，若产检前做了，第一次产检就可不做。

第 2 次是 NT 检查，测量胎宝宝颈项透明层厚度，筛查唐氏综合征，一般在孕 11~13(+6 天)周做。

第 3 次在孕 20~24 周，主要目的是排畸，俗称大排畸。

第 4 次通常在孕 28~32 周做，主要是第二次排畸，特别是对是否有先天性心脏病和脑积水的进一步排畸，同时也观察胎宝宝生长发育情况。

第 5 次在孕 37~38 周，主要是估计胎宝宝的大小及胎位，评估顺产还是剖宫产，同时观察胎盘及羊水情况，为分娩做好准备。

孕期千万别憋尿

怀孕后，孕妈妈的子宫不断增大，日益压迫膀胱，使膀胱的容量减小，所以孕妈妈会频繁地上厕所。这种情况从孕早期开始会持续到孕晚期，并逐渐感觉明显。有的孕妈妈表示自己不是在上厕所，就是在上厕所的路上。尿频的情况是怀孕期间正常的反应，若非产检需要，孕妈妈不要憋尿，否则对自己和胎宝宝都不利。

如果孕妈妈长时间憋尿，会造成肌肉疲劳，可能会引起尿路感染、膀胱炎，尿路感染反而会加重尿频，甚至还有可能导致尿失禁等。孕妈妈在家或上班时，有需要就及时去卫生间，不要憋尿。

为了缓解尿频，孕妈妈晚上睡觉前 1~2 小时不要喝太多水，晚饭时或者晚饭后，也尽量少吃利尿性的食物，如冬瓜、西瓜等，避免晚上频繁起床去卫生间影响睡眠。

需要注意的是，孕妈妈白天要保证水的摄入量，不要因担心总是去卫生间而不喝水。正常情况下，孕妈妈每天至少饮水 1200~1600 毫升，其中不包括进餐时摄入的汤等。

多样化饮食保证营养、缓解孕吐

在孕期保证均衡的饮食看似困难，其实非常简单，只要尽量摄入足够的食物种类，尤其要保证蔬菜、水果的摄入，基本就可以做到营养均衡。多样化饮食对缓解孕吐也有帮助。

多样化饮食

在孕 11 周，有的孕妈妈依然会孕吐。保持多样化的饮食结构，会缓解孕吐，增强食欲。五谷类、蛋、豆、鱼、肉类、奶类、蔬菜类、水果类、油脂类等，都要适量摄取。其中，以五谷类每天摄入 300~450 克，畜禽肉类 100 克，鱼类和海鲜 100~150 克，油脂每天 30 毫升左右为佳，蔬菜摄入 300~500 克，水果类 200~400 克。

适当吃点粗粮

粗粮中含有丰富的 B 族维生素，孕妈妈适当吃些粗粮，可以很好地缓解孕吐、提高孕期免疫力。生活中常见的粗粮有小米、燕麦、玉米、高粱、黄米、小麦仁以及绿豆、红豆、芸豆等豆类。准爸爸可以为妻子精心准备一些粗粮餐点，如每天蒸米饭或者煮粥时，往米中加 50 克的燕麦、高粱、麦仁以及豆类等做成粗粮饭或粥，或者给孕妈妈蒸点红薯、南瓜代替主食等。需要注意的是，晚饭最好不要让孕妈妈吃粗粮，会加重肠胃消化负担，引起胀气等。

多吃天然食物

虽然孕妈妈在孕早期可以想吃什么就吃什么，但为了健康，最好还是多吃天然食物，少吃加工的半成品或者外卖，薯片、薯条、方便面等膨化食物，这些食物油脂多、高盐，想吃的时候适当吃点，但别吃太多，也别天天吃。外卖餐点中粥、汤等清淡饮食可以正常食用，口味重的荤菜中油脂和调料太多尽量少吃。多吃新鲜的蔬菜和水果、天然的五谷杂粮，既健康又能保证孕妈妈获得充足营养。

孕期要注意饮食安全

孕期尤其要注意饮食安全，除了注意吃东西前一定要洗手外，还要注意一些平时的习惯，而且这件事不是孕妈妈一个人的事，准爸爸也要担起责任来。

烹制食物时，要注意生熟分开；买回来的生肉在清洗时不要图省事，直接放到水龙头下冲洗，而是要放到已经放好水的洗肉的盆子里清洗；清洗完生肉的盆，不要直接用来洗蔬菜，可以用开水将盆烫洗后再用；洗完肉的手也要及时清洗，以免生肉上的微生物随着用手拿工具等，污染其他蔬菜。

购买的生熟食品放进冰箱时，要分层放置，无论是冷藏，还是冷冻，熟食品加盖或覆盖保鲜膜后，放到上层，生的食物包裹后尽量放在冷冻区。

尽量少吃生鱼片或者未完全熟的牛排等，以免其中有寄生虫，影响孕妈妈健康。

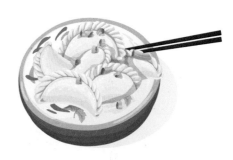

少吃剩饭剩菜。准爸爸烹制菜肴时，最好按人烹制，一顿正好吃完，尤其是青菜类，最好不要剩下。肉类和主食可以稍微放一下，孕妈妈偶尔吃一顿两顿也没有关系，但不宜长期吃。

> 孕妈妈一天饮食建议
> 1 个鸡蛋 +50 克干豆类 (或相当量的豆制品)+100 克瘦肉 +200 克水果 +250 毫升牛奶 (或 400~450 毫升豆浆)+350 克主食 +500 克蔬菜

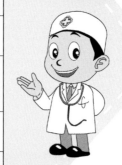

孕妈妈一天饮食量化

推荐食物摄入量	常见食物	量化
五谷类 300~450 克	主要是主食以及南瓜、红薯、土豆等	直径为 11 厘米左右、高度为 5 厘米的碗，平碗 1 碗饭大概是 200 克，一顿 1 碗饭基本上就够了
畜禽肉类 100 克	猪肉、牛肉、羊肉、鸡肉、鸭肉等	厚度 1 厘米左右的，掌心大小的肉差不多就够了
鱼类和其他海鲜 100~150 克	各种鱼肉及贝壳类	常见鲤鱼、草鱼等，1 厘米厚度，1 只手大小为 150 克；大西洋鲑鱼肉，掌心大小为 100 克
蔬菜 300~500 克	油菜、白菜、芹菜、黄瓜、豌豆苗等	绿叶蔬菜，5 棵大概就有 500 克；中等大小番茄 1 个就有 200~300 克
水果类 200~400 克	苹果、梨、葡萄、草莓、橘子等	1 个红富士苹果或者皇冠梨就有 400~500 克，所以可以分开吃

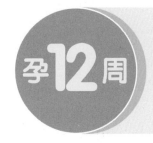

孕12周是孕期的一道分水岭，这一周是孕早期的最后一周，孕早期的不适得到了大大的缓解，子宫又稍微变大了一点，已经像个葡萄柚大小了。本周的胎宝宝已经长到了9厘米，像一颗饱满的"李子"。从本周开始，一切都在慢慢变好，舒适的孕中期指日可待了。

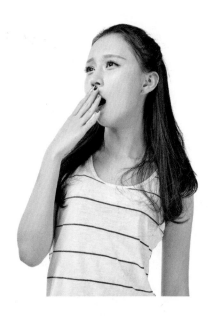

孕妈妈和胎宝宝的变化

孕12周，孕妈妈的体重没有太大变化，乏力、孕吐等孕早期的不适有所缓解。子宫逐渐变大，子宫壁从现在开始要担负压力，开始变薄；宫颈会逐渐变厚，以保护子宫。孕妈妈的小腹会有微微鼓起的迹象，但还不明显。

本周的胎宝宝已经"人模人样"了，身长和体重都增加了一倍，四肢完全成形，手指和脚趾已经分开；心脏、肝、肾、肠道、脑、肺等重要器官已经成形，并开始工作，重要的器官都已经发育完全；骨头在硬化，指甲和毛发也在生长，声带也开始形成了。到本周末期，胎宝宝的五官也继续发育，眼皮、虹膜、鼻尖等更加细致的部分开始形成，并逐渐清晰可见。生殖器官也开始呈现出性别特征了。

可以陪孕妈妈做的事

学习孕产知识

越早了解孕产知识，越能平静对待孕育及分娩。由于怀孕期间孕妈妈的情绪变化比较大，准爸爸及早了解相关知识，就能有的放矢地采取措施，让妻子怀孕的日子更加轻松、和谐。

准备孕妇装

从本月开始，要根据孕妈妈肚子的大小，准备孕妇装了，尤其是内衣。由于孕妈妈的乳房在孕期会变大，孕前的内衣不适合此时穿了，需要提前准备。鞋子也要以平底、舒适为主。

一起晒太阳

阳光中的紫外线有杀菌、消毒的作用，还能促进孕妈妈体内维生素D的合成，帮助钙吸收，提高免疫力，好处多多。如果准爸爸陪着一起晒太阳，能令孕妈妈心情更愉悦。

要注意预防贫血

孕早期，由于孕妈妈新陈代谢和血液循环的变化，很容易发生贫血，尤其是孕前就偶尔会发生贫血或者低血糖的孕妈妈，孕早期尤其要注意预防贫血。孕期贫血对孕妈妈的身体健康和胎宝宝的发育会造成非常大的危害，孕妈妈要注意饮食均衡，多吃红肉，适量吃动物肝脏等含铁丰富的食物。

洗澡水别太热

有研究指出，孕 12 周内，孕妈妈浸泡热水浴，或者洗桑拿，会影响胎宝宝的生长发育。孕妈妈的洗澡水以 38~42℃最合适。

一般来说，如果气候较温暖，孕妈妈最好能每天洗 1 次澡，炎热的夏天每天洗 2 次都可以。如果在寒冷的冬季做不到每天洗澡，准爸爸可以帮助妻子每天用温水擦洗身体，保持皮肤清爽。

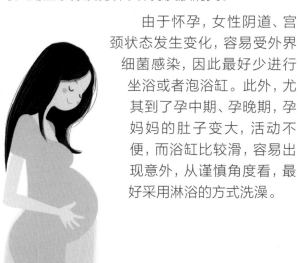

由于怀孕，女性阴道、宫颈状态发生变化，容易受外界细菌感染，因此最好少进行坐浴或者泡浴缸。此外，尤其到了孕中期、孕晚期，孕妈妈的肚子变大，活动不便，而浴缸比较滑，容易出现意外，从谨慎角度看，最好采用淋浴的方式洗澡。

生病了，谨慎用药，别硬扛

孕早期是胎宝宝神经系统发育的关键时期，所以医生一般建议孕妈妈不要用药，以免对胎宝宝造成不可逆转的伤害。但如果孕妈妈生病了，也别硬扛，尤其是病毒性感冒等。因为病毒进入身体会改变 DNA 结构，有可能会造成胎宝宝畸形。因此，如果孕妈妈出现了风疹、麻疹、腮腺炎等症状，不要耽搁，要及时到医院，根据医嘱治疗。

孕妈妈需要特别小心的是病毒性感冒，如果孕妈妈有感冒症状，并伴随发热，应及时到医院就医。乘坐公共交通工具时，可以戴上口罩，能有效预防飞沫传染，预防病毒性感冒。

需要注意的是，孕妈妈一定不要盲目或不恰当使用药物，避免自行用药，特别慎用感冒药物，以免影响胎宝宝发育。若是轻微的感冒，一般只需要多喝水、多休息、多吃水果和蔬菜即可自愈。

学会推算预产期

医学上规定，以末次月经的第一天起计算预产期，整个孕期共约为 280 天，如果明确知道同房日，或者月经周期规律的孕妈妈，预产期推算会更加准确。

月经规律

月经周期在 28~32 天的孕妈妈预产期推算从末次月经第一天算起，月份减 3（或加 9），天数加 7。如孕妈妈的末次月经第一天为 8 月 5 日，那么预产期为：

月份为：8 - 3=5，或者 8+9-12=5，是第二年的 5 月。

日期为：5+7=12，为 12 日。

孕妈妈的预产期为 5 月 12 日。

临近预产期就要做好分娩准备

推算了准确的预产期，但是宝宝不一定会在预产期当日出生，孕周为 37~42 周的胎宝宝就是足月胎宝宝，这期间随时都有可能出生。比如预产期为 5 月 12 日的胎宝宝，可能在 4 月 25 日就出生，也可能 5 月 20 日还没有出生，这都是正常的。由于每位女性月经周期长短不一，所以推测的预产期与实际生产日期有出入。

到了预产期前 3 周，孕妈妈就应该做好随时分娩的准备，以免到真正分娩的时候惊慌失措。过了预产期还没生，也别着急，听从医嘱，随时观察羊水、胎心情况，绝大多数孕妈妈都是在孕 37~42 周顺利生宝宝的。

月经周期紊乱

对于记不清楚末次月经或者月经周期紊乱的孕妈妈，预产期的推算则需要医生根据产检时胎宝宝大小、首次发现尿液 HCG 阳性的时间、首次出现早孕反应的时间、妊娠早期的血液 HCG 和 B 超检查结果进一步核对孕周，进而估算出预产期。

了解孕期体重这件事

怀孕期间，孕妈妈体重增长是正常现象，体重的变化反映着孕妈妈的身体健康情况，同时也反映和影响着胎宝宝的身体健康情况。孕妈妈在孕期体重的增长情况是根据孕妈妈的个人体质和怀孕前的体重不同而有所区别的。

有的孕妈妈在孕早期由于孕吐，体重不升反降，有的孕妈妈会因为怀孕而胃口大开，体重增长过快。其实，现代生活中，体重增长过快是一个非常常见的现象，需要引起孕妈妈注意，尤其是大龄二胎孕妈妈。体重增长过快可能会影响健康，增加患妊娠高血压、妊娠高血糖的危险。

在整个孕期，孕妈妈的理想状态是增重 10~14 千克，其中胎宝宝的重量占 30% 左右，为 2.9~4.0 千克；增加的血液及脂肪占 32%；羊水和增大的子宫分别占 11%；胎盘占 9%；增大的乳房占 8%。而分娩后，能够立刻"减轻"的重量在 5 千克左右，主要是宝宝、羊水、胎盘等。

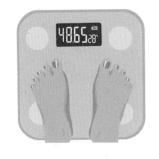

孕妈妈体重增长一般从孕中期开始，孕晚期体重增长尤其明显。在整个怀孕期间，孕妈妈的体重应是逐渐稳步增加，而不是突然猛增的。如果在孕期中，出现体重猛增的情况，孕妈妈要注意，可以适当控制下饮食，并多做一些适合的运动。

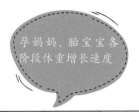

孕妈妈、胎宝宝各阶段体重增长速度

孕周	孕 8 周	孕 12 周	孕 16 周	孕 20 周	孕 24 周	孕 28 周	孕 32 周	孕 36 周	孕 40 周
胎宝宝身高 / 厘米	2	6.5	12	20	25	26	45	51	53.2
胎宝宝体重 / 克	1	16	150	280	500	1200	2000	2800	3200~3400
孕妈妈体重增加	每月增加0.5千克左右，孕2月、孕3月可能会因为妊娠反应，体重会降低，属于正常现象		每月增加 1.5~1.8 千克			每周增加 0.5 千克左右，每个月增加 2 千克左右，3 个月期间体重共增加 9~12 千克			

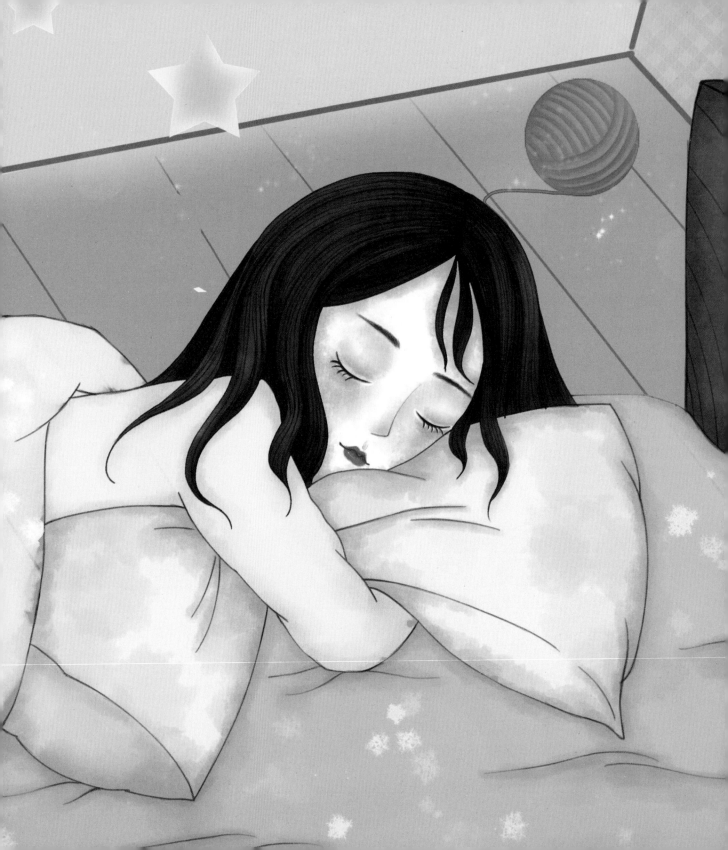

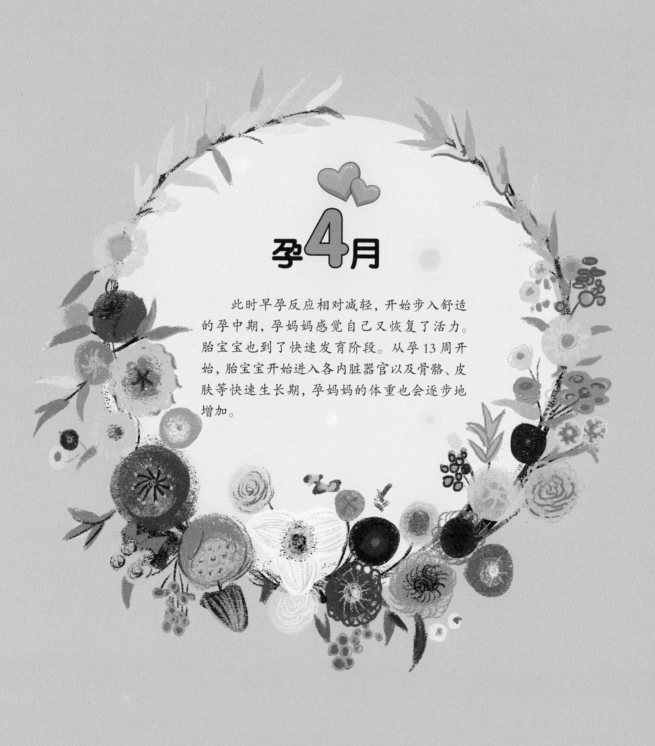

孕**4**月

此时早孕反应相对减轻，开始步入舒适的孕中期，孕妈妈感觉自己又恢复了活力。胎宝宝也到了快速发育阶段。从孕13周开始，胎宝宝开始进入各内脏器官以及骨骼、皮肤等快速生长期，孕妈妈的体重也会逐步地增加。

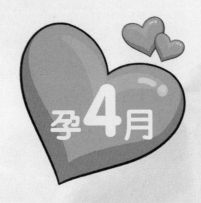

孕4月

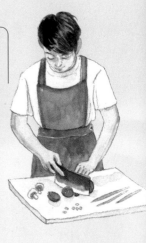

从本月起，孕妈妈开始了每月1次的产检，准爸爸要尽量抽出时间陪妻子去医院，做好陪伴。进入孕4月，孕妈妈的胃口好了很多，体重也会有序、缓慢增长，准爸爸要学会为妻子准备营养丰富而均衡的膳食，为孕妈妈提供科学合理的营养餐。由于孕妈妈的乳房、子宫变大，可能会出现乳房胀痛、腰背酸痛的情况，准爸爸也要想办法缓解妻子的不适。

孕妈妈终于进入相对舒适的孕中期了，早孕反应结束，子宫随着体积增大，胎宝宝逐渐由盆腔进入腹腔，孕早期由子宫压迫造成的尿频、便感等都消失了，孕妈妈的胃口也好起来。孕妈妈的腹部开始明显隆起，孕相更加明显。

孕妈妈

准爸爸

营养重点

胎宝宝

本月胎宝宝的"个子"飞快生长，由6~7厘米迅速长到10~11厘米，心脏、肝等器官大多已经开始正式工作。他现在已经能活动手脚，伸展身体的各个关节。如果只看外表，胎宝宝已经"人模人样"了。

进入孕4月，胎宝宝发育需要充足的营养，孕妈妈的胃口也好多了，此时正是补充营养的时候。孕妈妈需要科学、合理补充全面的营养，以保证胎宝宝大脑、心脏、骨骼、肌肉等快速发育。从营养素重点来看，充足的蛋白质和维生素、锌、钙等是必不可少的，如瘦肉、鱼类、虾、坚果，以及丰富的深色蔬菜、水果等。

现代生活节奏加快，生活压力增大，孕育及分娩后女性患抑郁症的情况频繁出现。情绪的突然崩溃多数是因为平日生活情绪的压抑与劳累。因此，从孕期开始，孕妈妈要有意识地将自己的困扰多与丈夫聊聊。准爸爸也要主动多与妻子谈心，规划好宝宝出生以后的生活以及家务，别让妻子一个人承担。

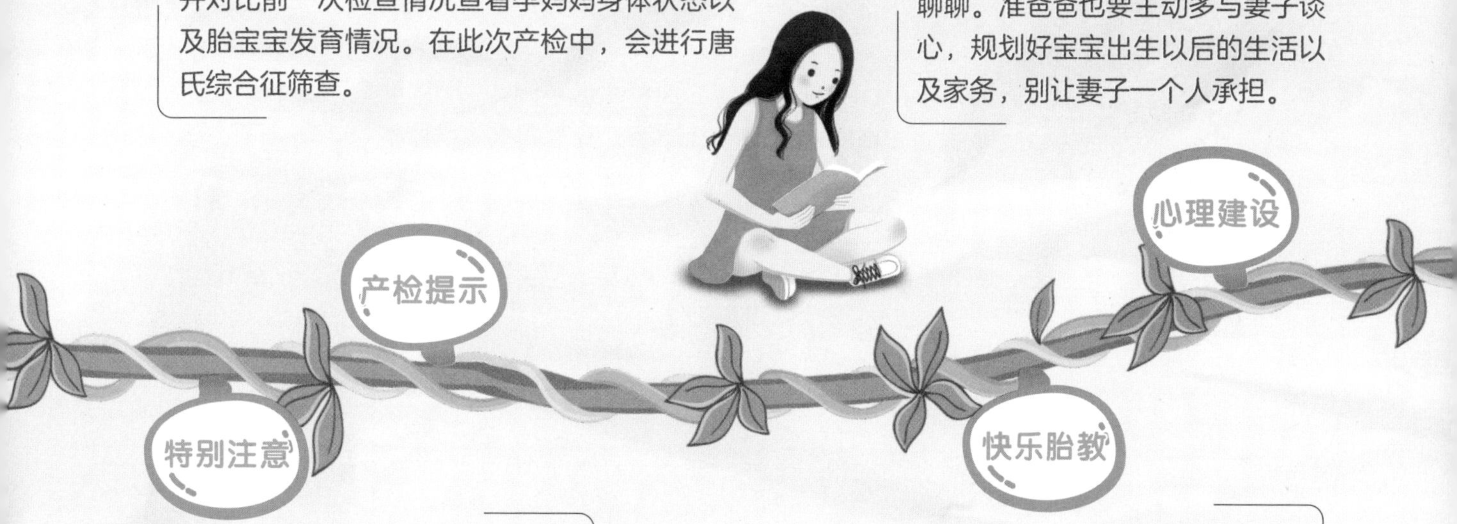

孕4~6月，孕妈妈开始每月1次产检。在孕16周时，孕妈妈要进行第2次产检，包括基本的例行检查，如体重、血压、宫高、胎心等，并对比前一次检查情况查看孕妈妈身体状态以及胎宝宝发育情况。在此次产检中，会进行唐氏综合征筛查。

产检提示

心理建设

特别注意

快乐胎教

进入孕4月，孕妈妈的乳房、小腹变化比较大，体重增长加快。部分孕妈妈有开始出现妊娠纹的迹象，有的孕妈妈还会感觉到乳房周围、臀部附近以及肚皮部位比较痒，这是皮肤正被拉伸的表现，孕妈妈可以事先准备润肤乳、润肤油等，让准爸爸帮着涂抹，提前预防妊娠纹的出现，不要抓挠。

孕4月的胎宝宝听觉系统还在发育，但能够听见声音了。所以从本月起，孕妈妈可以听音乐、讲故事、读书或者是每天跟胎宝宝说说话。胎宝宝从孕4月开始，熟悉的节奏、声音、故事会在他的大脑里留下印象，成为日后安抚他的"绝密招式"。

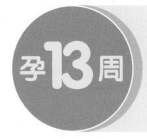

进入本周，大部分孕妈妈的早孕反应基本消失了，胃口变好了，体重开始慢慢增长。胎宝宝从本周开始进入真正的"稳定期"，他的小脸看上去更像成人了，大脑及神经系统继续发育并开始工作，心脏、肝、肾等器官已经正式工作。本周，胎宝宝大小约等于一只中等虾的长度，并且可以通过皮肤的震动来感受声音，这表明他能"听"到爸爸妈妈的声音了。

乳房护理从此刻开始

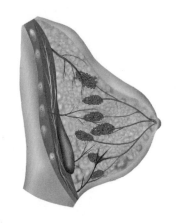

孕妈妈怀孕后，受孕激素的影响，乳房会有胀痛的感觉。进入孕4月，有的孕妈妈这种胀痛感会消失；有的孕妈妈会感觉更加严重，这种现象表明乳房在为分娩后的哺乳做准备，也是正常的，孕妈妈可以选择无钢圈内衣或运动型内衣，在内衣型号尺寸上也需要比孕前大一些。而且随着孕周的增加，乳房不断增大，最好每隔一段时间便更换合适的内衣。如果乳房胀痛感明显，可以每天临睡前用热毛巾敷一下，来缓解胀痛。

此外，从孕4月开始，孕妈妈可能会因为体重及乳房的增大，乳房附近皮肤出现妊娠纹，可以选用润肤霜以及预防妊娠纹的用品及早涂抹进行预防。

行、卧及生活要注意安全

上下楼梯

而随着腹部变大，孕妈妈脚下视线受影响，上下楼梯时要注意安全。最好扶着扶手，看清楼梯，挺直腰背，一步步地上下，注意不要踩偏，踩稳了再移动身体。

起床姿势

在孕4~6月，孕妈妈的小腹变大，起、卧时的动作应稍微缓慢一点。随着孕期增长，由于子宫的压力，孕妈妈起床更要缓慢，可以先调整成侧卧位，再变换成半坐位，然后起床。

日常生活

孕妈妈适当做点家务，可以锻炼身体，也可以排解孕期的烦闷。孕妈妈打扫房间时，注意将打扫工具调整到适合的高度，不要过度弯腰。搬重物、取高处物品等家务，最好让准爸爸帮忙。

孕妈妈能自己做乳房按摩吗

对于乳房胀痛的情况，孕妈妈或者准爸爸可以学习乳房按摩方法，能适当缓解乳房不适感，比如每天起床后、临睡前双手涂抹润滑油轻柔地由乳房周围向乳头旋转按摩 5~10 分钟。按摩时要注意手法轻柔、方法正确，不能刺激乳头避免引起宫缩。如果孕妈妈有不适感，要立刻停下。

尽量正常工作，做个专业的职场孕妈妈

孕早期虽然有早孕反应，但孕妈妈的身体变化不大。到了孕中期，由于身体已经适应怀孕，孕妈妈相对较为舒服，所以基本上可以正常进行以往的工作，而且孕妈妈保持较好的工作状态和较为规律的生活状态，心情也变得平稳、愉悦。

工作时，孕妈妈要养成良好的卫生习惯，每天工作之前，简单清理办公区域，尤其要注意清洁一下电脑屏幕；办公桌上放一些绿色植物。工作间隙，看看这些绿色植物，能缓解视觉疲劳，为大脑减压。

自己的工作尽量自己做。如果孕前工作任务比较重，或者孕期，孕妈妈完成工作时感觉到不适，可以提前与领导协商，重新制订工作内容和计划，一旦确定了自己的工作内容，就尽量自己完成，避免给同事增加负担。这也是对同事和工作本身的尊重。

工作一忙起来，孕妈妈可能会忘记休息，可以在手机或电脑上设置闹铃，每隔 2 小时，提醒自己休息 5~10 分钟，看看远方，或者去个卫生间，活动一下。

孕妈妈旅行注意事项

进入孕 4 月，胎宝宝稳定了，孕妈妈也可以旅行了。不过考虑到孕妈妈的情况，孕妈妈出行还是需要小心一些。

提前做好出行或者旅行计划。不管是由于工作安排，还是个人计划，孕妈妈在出行前，尤其是在外出旅行前，都应告诉准爸爸，并和准爸爸一起制订好出行计划。

在出行交通工具上，最好选择快捷的高铁或者飞机。一般航空公司对孕 8 月以内的健康孕妈妈乘机没有限制，在办理登机时可以与工作人员说明情况，或者自己选择靠近窗口或者过道等比较方便的位置；在旅途中，如果有不适，也要及时请求帮助。

行程不宜紧凑，而且应该准备宽松舒适、方便替换的衣服以及海绵枕头或软垫，可以让孕妈妈在乘坐飞机、火车、汽车时靠着休息。

孕妈妈容易饿，外出时可能无法及时找到餐馆，因此在旅行中常备一些小零食，以备不时之需。孕妈妈可以准备些如坚果、水果、酸奶等营养又美味的食物。

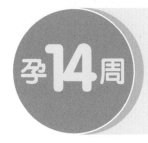

孕14周

孕 14 周，孕妈妈的身体依然没有什么大的变化，体重开始增加，到本周末大约会增重 0.4 千克，小腹有隆起，但穿着衣服依然看不出；乳房会缓慢变大，身体在缓慢地为分娩以及分娩后的哺育做好准备。本周的胎宝宝四肢、各大器官持续发育，神经系统更加完善，运动开始变得协调，但孕妈妈还感受不到胎动。到本周末，胎宝宝大小像个柠檬。

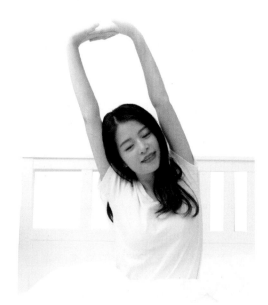

养成良好的作息习惯，给宝宝做榜样

孕妈妈的"生物钟"会影响到宝宝出生后的作息习惯。早睡早起、情绪稳定的孕妈妈，宝宝出生后也能更好地遵循规律的作息习惯，也更好带。这是因为在孕期，孕妈妈体内激素水平帮助胎宝宝形成了最初的"生物钟"。所以孕妈妈要养成有规律的睡眠习惯，晚上在同一时间睡眠，早晨在同一时间起床，而且最好不要熬夜。建议每天晚上 10 点之前入睡，早上 6 点起床，既能保证足够的睡眠，也能让疲劳的孕妈妈得到较好的休息。

当然，准爸爸不要认为养成良好的作息习惯是妻子一个人的事，最好与妻子保持同步的作息时间。

孕妈妈最省力的行走、坐、卧法

行走

孕妈妈保持腰背挺直、收紧臀部、以大小适宜的步伐行走。行走时脚跟先着地，步步踩实，保持全身平衡，稳步行走，不要疾行，也不要向前突出腹部。

坐

尽量往后坐，把后背笔直地靠在椅背上；椅子的高度要和桌子以及桌上电脑屏幕相匹配。大腿也要尽可能地保持水平，手肘的高度正好搭在扶手上，并与键盘高度持平或者略高。

卧

在孕 16 周之前，孕妈妈可以采取自己觉得舒适的卧位即可，不会给胎宝宝造成影响。怀孕后，孕妈妈小腿会有肿胀的感觉，躺着时可以在小腿部垫上一个枕头，能缓解这种不适。

为什么有的人不长妊娠纹

同是孕妈妈，有的人随着胎宝宝的长大，会在小腹、胸部、臀部、大腿等部位出现妊娠纹，而有的人则不会。决定是否出现妊娠纹的根本原因是遗传，即如果宝宝的外婆出现过妊娠纹，孕妈妈大概率也会出现。导致妊娠纹出现的直接原因是皮肤弹力纤维和胶原纤维被拉伸引起的断裂。

"有爱"生活更甜蜜

对健康的孕妈妈来说，孕中期适度进行性生活有益于增进夫妻情感，孕妈妈心情愉悦，能有效促进胎宝宝生长和发育。同时准爸爸也能从甜蜜"有爱"的生活中缓解焦虑和压力。不过，孕期毕竟不同往

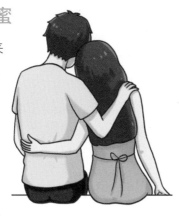

日，此时进行性生活更要注意卫生，并且准爸爸要使用安全套，降低孕妈妈细菌感染的概率。

性生活时，准爸爸要选择不压迫孕妈妈腹部的姿势，要关注孕妈妈的反应，用心找出夫妻双方都舒服的姿势，同时动作也应轻柔，不宜深入，频率不宜太快，每次时间不超过 10 分钟。

同时，准爸爸也应了解到怀孕对妻子来说，身心都要承受很大的变化，并不是一个轻松的过程，所以如果妻子没有想法，准爸爸要理解、尊重妻子，体贴她怀孕后的辛苦以及身心上的疲惫，切勿强迫。

预防妊娠纹

预防妊娠纹出现其实从备孕期就应该开始，孕前注意锻炼身体，经常按摩腹部，避免摄入过多的甜食及油炸食品，应摄取均衡的营养，改善肤质，可增强皮肤弹性，减少孕后出现妊娠纹的概率。

怀孕后要控制体重。一般而言，怀孕期间体重保持渐进式增加，从孕中期开始，每个月体重增加不宜超过 2 千克，会大大降低出现妊娠纹的概率。

讲究饮食科学。补充充足的维生素 C 和蛋白质，避免摄入太油、太甜、太咸的食物，这会有助于预防妊娠纹出现。

注意肌肤保湿。保湿虽不能阻止妊娠纹的出现，但保证皮肤良好的湿润状态，增加皮肤的弹性，能有效减少妊娠纹的出现。可以坚持每天温水沐浴，并在易出现妊娠纹的部位涂抹具有保湿作用的产品。

用妊娠霜按摩。妊娠霜可给皮肤提供水分，不仅可以减缓因为腹部皮肤胀大造成的紧绷及干痒，也能淡化已生成的妊娠纹，建议从孕 3 月到分娩后半年内坚持使用。

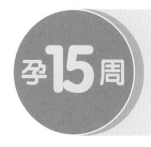

孕15周，孕妈妈摸肚脐下的部位，能隐约摸到圆圆的、硬硬的子宫了，这就是胎宝宝在正常长大的证明。本周的胎宝宝大小像个番茄，而且长出了眉毛。他全身的皮肤还是薄而透明的，可以清晰地看见肋骨和遍布全身的血管，胎毛开始慢慢覆盖全身。最惊喜的是，本周开始，他会在孕妈妈的子宫里做各种动作，并且会打嗝，这是呼吸系统在发育的证明，不过孕妈妈还感受不到这些变化。

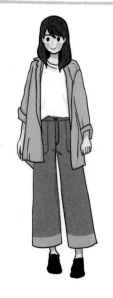

孕期"不累"的站姿

进入孕中期，随着胎宝宝的长大，孕妈妈久站会加重背酸痛、下肢肿胀、静脉曲张的症状。孕妈妈在孕期内最好避免长时间站立，如果因工作或条件限制，不得不站立时，最好将两脚稍微分开，距离略小于肩宽，放松肩部，身体重心落在两脚之中。

如果站立时间较长，两脚可以一前一后站立，并每隔几分钟变换前后位置，使体重落在伸出的前腿上，这也可以减少疲劳。如果条件或环境限制不那么严格，孕妈妈站一会儿，就可以四处走走，也能缓解因久站而导致的腿酸、胀的感觉。

孕 15 周需要补充的营养素

锌

胎宝宝大脑、心脏等重要器官的发育完善需要充足的锌，孕妈妈要增加富含锌的食物的摄入量。生活中常见富含锌的食物有海鱼、贝壳类，以及肉类、牛奶和坚果。孕妈妈可适当增加饮食中该类食物的比例。

钙

胎宝宝骨骼快速发育，乳牙牙胚形成，此时补充大量的钙才能保证胎宝宝骨骼、牙胚等的发育。孕妈妈适当摄入富含钙的食物，如鸡蛋、牛奶、瘦肉、虾等来补充钙质。如果产检显示缺钙，还可以通过服用钙补剂来补充。

β - 胡萝卜素

β -胡萝卜素被誉为"健康卫士"，可促进胎宝宝骨骼发育，能保护孕妈妈和胎宝宝的皮肤细胞，促进胎宝宝视力和骨骼的正常发育。胡萝卜、红薯、南瓜等食物中都含有丰富的 β -胡萝卜素。

情绪很容易激动，总是控制不住

即使在相对舒服的孕中期，孕妈妈也会出现心跳快以及情绪波动大的情况。大部分孕妈妈会表现出 3 种情况：爱哭泣、和丈夫吵架、情绪起伏大且控制不住。孕妈妈要知道这是大部分孕期女性都有的表现，不要太责怪自己。同时，也要认识到，不能太放纵自己沉浸在这种情绪中，可以通过与丈夫或者朋友交流、沟通的方式来缓解孕期激素带来的情绪变化。孕妈妈在理解丈夫的同时，准爸爸也要多体谅妻子孕期的不适，照顾到妻子的心理变化。

做好胎教的准备

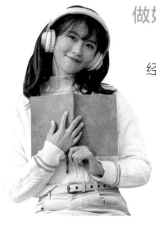

孕 4 月，随着胎宝宝神经系统的发育，听觉系统越来越完善，这时候可以进行胎教了。但胎教也不是说做就做，准爸爸和孕妈妈也需要做好充分的准备工作。

首先要制订好胎教计划。随着孕周的增加，胎宝宝的发育呈现出不同的变化，根据胎宝宝发育程度进行胎教，能起到事半功倍的效果。制订胎教计划，孕妈妈和准爸爸可以一起进行商讨，也是增订夫妻感情，帮助孕妈妈调整情绪的好办法。

做好胎教笔记。胎教知识庞杂，而且网上信息真假掺杂，准爸爸和孕妈妈需要认真辨别科学的胎教信息，按照胎教计划循序渐进地进行，也可以在产检时咨询医生，不可偏听偏信某些群内或朋友圈的所谓的"经验"和信息。

跟着宝宝听力发育做声音胎教

凡是孕妈妈听到的声音，其实都可以作为胎宝宝听力胎教的内容，都会刺激胎宝宝的神经发育。孕妈妈和准爸爸之间的聊天，会通过羊水，被胎宝宝听见；孕妈妈的心跳声、身体里血液的流动声，还有孕妈妈说话时子宫里的嗡嗡声会令胎宝宝感觉到很安全。在这些声音的陪伴下，胎宝宝会安然地睡着。

准爸爸可以每天抽出 10~20 分钟，和孕妈妈一起聊聊天或者对着孕妈妈的肚子念故事，也可以和胎宝宝说说话，这样胎宝宝会非常熟悉爸爸的声音，出生后对爸爸的声音也会感到格外亲切。

孕妈妈也可以听一些自己喜欢听的声音，比如班得瑞、莫扎特、儿歌，或者流行音乐、相声等都是可以的，只要通过音箱正常播放即可，不用将耳机放到肚子上。

在音乐或者声音选择上，尽量选择旋律比较舒缓、轻柔、欢快的，声音以正常说话声为好，最好不要听摇滚，或者嘈杂而不规律的音乐。

关于胎教，需要提前了解一下

胎教是孕妈妈和准爸爸在怀孕期间非常关心的一件事，真正科学的对孕妈妈胎宝宝都有益的胎教是什么呢？我们需要提前了解。

孕妈妈开心了，胎宝宝长得更好

研究发现，胎教对胎宝宝的作用主要是通过孕妈妈实现的。胎宝宝能敏锐地感受到孕妈妈情绪和心理状态的变化，从而间接影响胎宝宝大脑发育。孕妈妈情绪平静、放松，胎盘保持良好状态，胎宝宝发育就会更好。

所以孕妈妈要尽量保证自己心情的愉悦，准爸爸要多陪伴、体贴妻子，为孕育健康快乐宝宝共同努力。

声音不宜过大

胎教音乐声音也不宜太大，否则不仅会让孕妈妈更加烦躁，也会影响胎宝宝的听力发育。胎教的音乐频率最好在 500~2000 赫兹，这个频率就是平常讲话的频率。声音大小在 60~70 分贝，60 分贝相当于普通谈话中说话声音较大时发出的音量。音箱或者扬声器所放位置应至少远离孕妈妈腹部 5~10 厘米，不可贴在腹部上。每次进行音乐胎教的时间不宜太长，每天在固定时间和胎宝宝一起听 10~20 分钟即可，可每天听 2 次。

需要提醒的是，孕妈妈和准爸爸不要给予胎教太多期待，希望通过胎教让宝宝出生后变成"天才宝宝"。其实胎教更多的是给胎宝宝营造良好的发育氛围，主要是通过孕妈妈的身心调节作用于胎宝宝发育的。不要在进行胎教时有太多压力，否则会适得其反。

胎教要适度、有规律

胎教是给予胎宝宝适宜的外界刺激，要有规律、适度。孕妈妈和准爸爸可以在每天的固定时间进行胎教，时间以 10~20 分钟为宜，不宜过长。最好在晚餐后进行。因为对胎宝宝来说，大部分时间都是睡着的，睡着时进行胎教，影响胎宝宝睡眠，不利于胎宝宝发育。大部分胎宝宝在孕妈妈晚餐后的时间是醒着的，此时进行胎教更好。如果孕妈妈感受到了胎动，也可以在胎动频繁时和宝宝进行"互动"。

直接胎教最好在孕 5 月开始

　　胎教分为间接胎教和直接胎教，间接胎教是通过调整孕妈妈的身体状态、情绪来为胎宝宝提供良好的生长发育环境的胎教；直接胎教是直接与胎宝宝"互动"的胎教，包括抚摸、轻拍孕妈妈肚皮，对着胎宝宝说话、讲故事、给胎宝宝播放音乐等。

　　间接胎教从备孕时期就可以开始。根据最新研究发现，直接胎教最好在孕 5 月开始。到了孕 5 月，胎宝宝已经具备了相对全方位的感知觉能力，此时有针对性地、积极主动地给胎宝宝各种信息的刺激，能够发掘胎宝宝的智力潜能。

　　不过，孕妈妈和准爸爸需要了解的是，胎教的作用是促进胎宝宝的感官功能发育，并不是让胎宝宝真正"学习"，所以日常生活中，不要给自己太大压力，每天抽出 20 分钟左右时间就好。当然，孕妈妈的日常生活，愉悦的心情每时每刻都在影响着胎宝宝。所以，孕妈妈养成良好的作息、生活、饮食习惯，这是对胎宝宝最好的胎教。

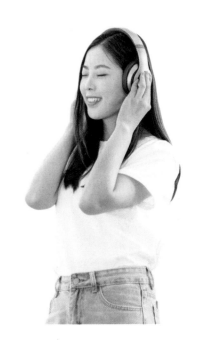

胎教方法及适合孕周

胎教方法	做法	适合的孕周
营养胎教	注重均衡的饮食搭配，控制体重，针对孕期的不同阶段，做重点营养补充	从得知怀孕开始
音乐胎教	选择舒缓、轻柔、明朗、温和自然、有规律性以及和孕妈妈心跳频率相近的音乐或乐曲	孕 16 周开始
美育胎教	带着胎宝宝欣赏美丽的事物，如图画、风景以及生活场景	从得知怀孕开始
抚摸胎教	轻抚孕妈妈肚皮，或者轻拍胎动部位，可边触摸边说话，加深全家人的感情	孕 20 周开始
语言胎教	和胎宝宝聊天，给胎宝宝读故事，不仅是语言胎教，这也是建立良好亲子关系的关键	孕 24 周开始
意念胎教	孕妈妈想象宝宝的样子	孕 28 周开始
运动胎教	每天做适量的运动，如散步、瑜伽等	孕 12 周开始

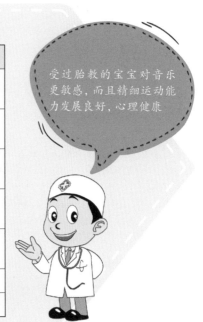

受过胎教的宝宝对音乐更敏感，而且精细运动能力发展良好，心理健康

孕16周

对孕妈妈来说，孕16周是一个特别的孕期时间，在本周，敏感的孕妈妈会感受到胃肠经常"串气儿"，其实这很有可能是胎动，这是孕妈妈第一次真切地意识到胎宝宝的存在，感受到胎动。虽然进入孕4月，孕妈妈的肚子开始有"变化"，但更多孕妈妈是在本周以后才感觉到肚子在变大。这些孕期的生理变化，会给孕妈妈带来别样的心理感受，对胎宝宝的想象也更加具体了。

胎宝宝有鸭梨那么大了

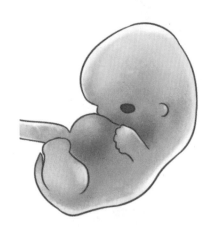

孕16周，胎宝宝从头到臀有11.4厘米左右，重量有100克左右，头部更显直立了，相当于一个鸭梨那么大。胎宝宝的双臂和腿部关节已经形成，腿长已经超过了胳膊，硬骨开始发育，皮肤薄而透明，生殖器官已经形成，胃、肾已经开始工作了。

本周最特别的是，胎宝宝会打嗝了。而且随着胎宝宝的长大，胎宝宝在打嗝时，孕妈妈会感觉到胎动。孕妈妈和胎宝宝通过"打嗝"神奇地联系在一起。相比于孕初期，本周孕妈妈身心都较舒适，子宫在慢慢长大，体重也会略有提高，一般会增长0.5千克左右，但整体变化并没有给身体带来太大压力，是一个相对舒适的时期。

孕4月产检项目早知道

基础项目

基础产检项目包括体重、血压等，是每次产检必检项目。血压是监测孕妈妈健康的一项重要指标。孕妈妈的体重控制也很重要，关系到孕期血压、血糖指数，以及妊娠纹的生长以及产后恢复等。

宫高、腹围、胎心率

从孕4月开始，孕妈妈每次产检要增加的必检项目是宫高、腹围和胎宝宝的胎心率。这3个项目是判断子宫大小以及动态观察胎宝宝生长发育状况的重要标准。

唐氏筛查

孕15~20周要做筛查唐氏综合征的检查。通过检查血清中甲型胎儿蛋白、人绒毛促性腺激素和游离雌三醇的浓度，并结合孕妈妈的年龄、体重、孕周等因素来判断胎宝宝患唐氏综合征风险的系数。

"唐筛"和"糖筛"要分清

在孕检中，有两项检查读音完全相同，但却是两项完全不同的检查。"唐筛"指唐氏筛查，是筛查唐氏综合征的检查，主要检测方式是抽血检测以及 B 超进行检查。"糖筛"是糖耐量检查，主要筛查孕期糖尿病，在孕 24~28 周进行，检查方式为血糖测量。这两项检查进行的孕周不同，检查方式不同，筛查的病症也不同，孕妈妈和准爸爸千万别弄混。同时，早期进行过 NT 检查唐氏综合征项目的，此时的唐筛也要再次检查。

职场妈妈要注意

孕中期，胎盘发育完全，流产的可能性降低，而且基本度过妊娠反应期，进入了身心的稳定期。职场的孕妈妈现在应注意以下几点。

保持工作状态。很多孕妈妈都会坚守岗位，选择继续工作。这个时候，孕妈妈保持良好的工作状态，在能承受的范围内完成自己的工作，尽量正常出勤，保持和孕前一样的工作态度也是让自己保持良好生活作息的途径。孕妈妈在身体并无不适的情况下，不宜拿怀孕推脱本职工作，或迟到早退，这样会影响孕妈妈的形象和以后的职业发展。

注意调节情绪。由于生理和工作的原因，职场妈妈有时难免情绪波动较大，这时要学会控制自己，尽量不要把不良情绪表现在工作中，以免给同事带来困扰。孕妈妈全心投入到工作中，可以避免出现过度的焦虑、担忧等心理问题，有利于孕妈妈身心发展。

注意劳逸结合。孕妈妈容易感到疲乏和饥饿，因此，累了可以小憩一会儿，补充一些坚果、水果等小零食。孕妈妈腹部增大，腰承受的重量也在加大，如果感到腰酸背痛，就要调整一下坐姿，或者站起来走一走。孕妈妈下肢容易水肿，可以在脚下放个小凳子把脚垫高，以缓解不适症状。

孕期运动的原则

营养均衡的饮食和适度的运动是维持孕期体重适宜增长的基础。健康的孕妈妈每天运动以累计不少于 60 分钟的中等强度的活动为宜。中等强度运动是指，运动后心率达到最大心率的 50%~70% 的运动。

最大心率可以通过 220 减去孕妈妈的年龄得出。比如一位孕妈妈 32 岁，那么她的最大心率应该不超过 220-32=188 次 / 分钟。对于这位孕妈妈来说，进行运动后心率达到 188X50%~188X70%，即心率达到 94 次 / 分钟 ~132 次 / 分钟，就是中等强度的运动，一般快走、游泳、瑜伽以及家务劳动等，都可以达到中等强度。

现在监测孕妈妈心率也非常方便，大多数运动手环都具有该项功能。所以在孕妈妈散步、运动，甚至是做家务劳动时，都可以戴着手环，进而监测心率是否达到了中等强度。

不要担心运动会对胎宝宝造成伤害，在生活中，对健康的孕妈妈来说，多数活动和运动都是安全的。

唐氏筛查有必要做吗

根据统计,唐氏儿的出生率占新生儿的 1/800 到 1/600,在胎宝宝时发病率是 1/225。所以对于所有孕妈妈来说,做唐氏筛查还是非常有必要的。并不是家族没有此病就不会发病的。

唐氏筛查显示风险高怎么办

首先不用太过于担心和恐慌,如果没有做 NT 检查,只做了"中唐",假阳性的情况也不少。可以结合孕妈妈的年龄、孕前是否有发热,以及孕期是否接触过有害物质和有过流产史等因素进行判断。如果判断为中、高风险,则最好进行进一步的羊膜腔穿刺术做产前诊断。35 岁以上的孕妈妈,一般产检唐氏筛查会直接建议进行羊膜腔穿刺。需要注意的是,检查提示低风险也并不是完全排除胎宝宝染色体或者发育异常情况,孕妈妈还需要继续坚持按时产检,听取医生建议。

做唐氏筛查的最佳时间

唐氏筛查对孕周的要求较高,建议在孕 15~20 周做,最好是在孕 16~18 周做,准确率会相对高一些。孕周小,或者孕周超过孕 20 周,检查结果的准确率都会降低。由于有的孕妈妈孕前生理期不规律,怀孕后推测的孕周可能不准确,进行唐氏筛查时实际孕周偏小或偏大了,导致检查结果不过关。所以如果条件允许,最好在推测孕周的孕 17~18 周去检查,这样即使实际孕周偏小,也不会偏出孕 15 周,实际孕周偏大,也不会偏出孕 20 周,正好落在唐氏筛查建议进行时间段中。

"早唐"和"中唐"结合查准确率更高

"早唐"是指孕 11~14 周的 NT 检查,"中唐"是指孕 15~20 周的抽血检查甲型胎儿蛋白、人绒毛促性腺激素和游离雌三醇的浓度。一般"早唐"的准确率为 85% 左右,"中唐"的准确率在 65%~75%,假阳性率在 5%~8%。联合序贯筛查,即在同一家医院完成"早唐"+"中唐"的联合检查,检出率可达 90% 以上。所以孕妈妈最好两个检查都做,而且最好在同一家医院检查。

无创产前基因检测和羊膜腔穿刺，怎么选

无创产前基因检测是通过抽取孕妈妈外周血，提取胎宝宝游离 DNA 进行检测的方式，检查起来简单，孕妈妈接受程度高。无创产前基因检测并不是检测所有基因，而是检测染色体疾病中 21 三体（唐氏综合征）、18 三体（爱德华氏综合征）、13 三体（帕陶氏综合征）三种，检出率分别可达 99%、96.8% 和 92.1%。现在无创产前基因检测也能测定所有 23 对染色体，但除上面 3 对和性染色体外，对其他染色体的准确率不够高，均小于 90%。

羊膜腔穿刺是指抽取羊水，进而分析染色体来判断胎宝宝是否存在染色体异常的检查方式，有轻微风险，覆盖了胎宝宝 23 对染色体的数目以及结构检查，基本涵盖了所有染色体疾病，其中唐氏综合征（21 三体）的检出率可达 99.9%，被称为是产前诊断的"金标准"。

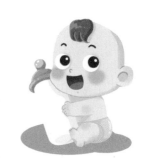

如果孕妈妈错过了"中唐"，或者孕妈妈是大龄，则可以选择无创产前基因检测。如果孕妈妈年龄超过 35 岁，或者"中唐"提示风险高，最好选择羊膜腔穿刺。另外，如果无创产前基因检测提示高风险，最好也做羊膜腔穿刺确认。

有关羊膜腔穿刺术的一些基本知识

羊膜腔穿刺术适应证	最佳时间	禁忌，需推迟进行的情况	术后注意事项
孕妈妈年龄在 35 岁以上	最佳时间为孕 18~20 周，也可以推迟至 24 周	2 周内出现过阴道出血、腹痛情况	注意胎动及胎心，术后 24 小时内听取 3~4 次
孕初期接触过有毒物质，或者不良环境，如高甲醛、重金属等		有发热、感冒症状	术后 3 天内减少活动，暂不洗浴
孕期，尤其是孕早期曾出现高热情况的孕妈妈		孕周不到 16 周	2 周内禁止性生活
夫妻双方曾生育过染色体异常儿		有反复自然流产史，谨慎做	
B 超检查结果提示胎宝宝发育异常者，或者羊水过多或过少者		先兆流产，谨慎做	
"中唐"血清筛查高风险者			
无创产前基因检测高风险者			

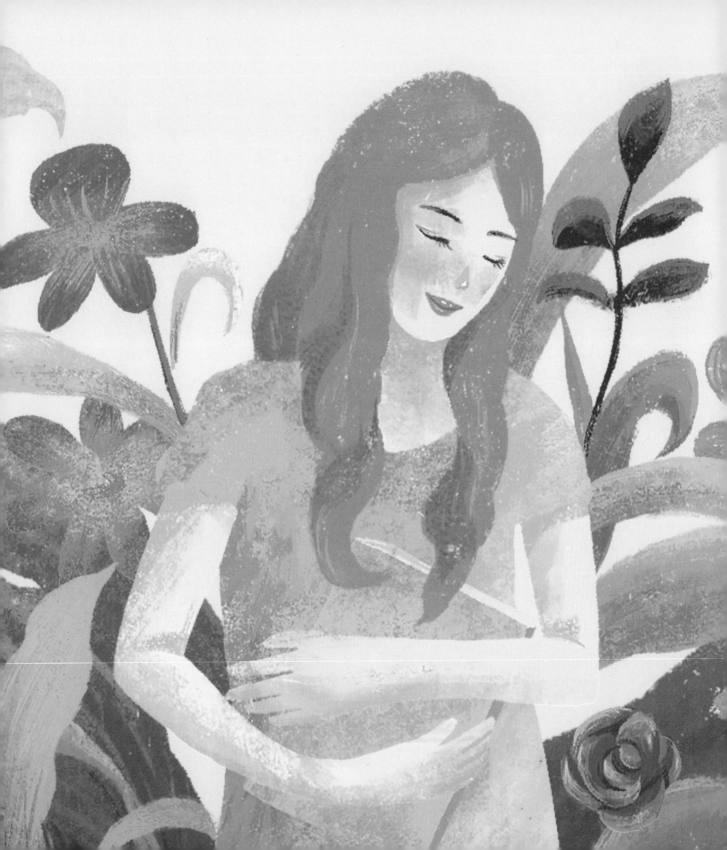

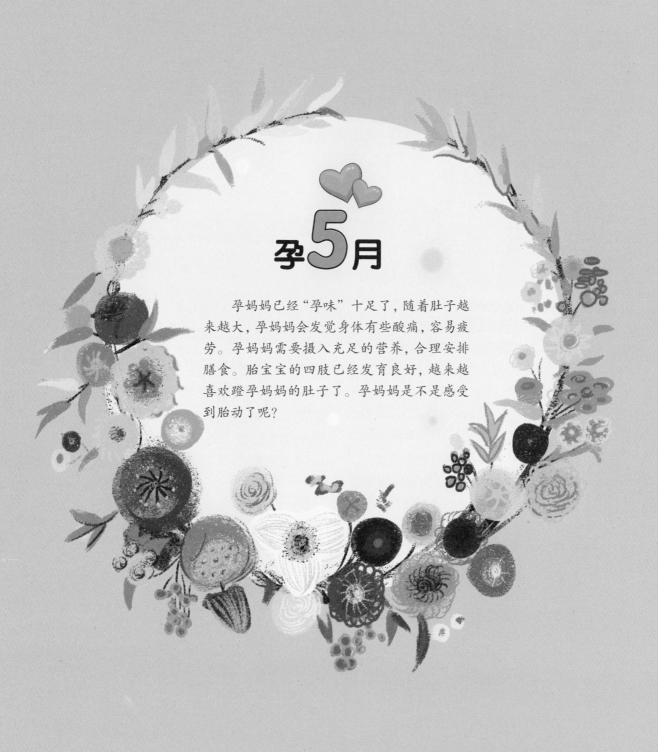

孕5月

　　孕妈妈已经"孕味"十足了，随着肚子越来越大，孕妈妈会发觉身体有些酸痛，容易疲劳。孕妈妈需要摄入充足的营养，合理安排膳食。胎宝宝的四肢已经发育良好，越来越喜欢蹬孕妈妈的肚子了。孕妈妈是不是感受到胎动了呢？

孕5月

孕妈妈

孕妈妈的肚子看起来更加圆润了，体重也在以每周0.3~0.5千克的速度增长，所以到了本月末，孕妈妈会有些许"大腹便便"的感觉。孕妈妈的子宫持续变大，准爸爸如果摸一下的话，会感到在孕妈妈的肚脐部位硬硬的，那应该是子宫的顶部。孕妈妈乳房变得更加丰满，会有胸部胀满感，乳晕的颜色也在继续变深。阴道分泌物持续增多，孕妈妈要注意个人卫生，勤换内裤。

胎宝宝

从怀孕5个月的彩超可以看见，在胎宝宝的表面会形成一层胎儿皮脂。孕16周末，胎宝宝皮肤红润透明，头部较大，头围约17.6厘米，大小如同一只鸡蛋，约占身长的1/3；骨骼和肌肉发育较以前结实，四肢活动增强，因此孕妈妈可感到胎动。

准爸爸

胎宝宝可以感受到准爸爸的声音，因此准爸爸要多和胎宝宝说话，也要学做营养餐，为孕妈妈、胎宝宝准备健康的营养餐点，这样不仅能为孕妈妈、胎宝宝提供营养助力，还有助于孕妈妈控制体重。孕中、晚期孕妈妈不断增大的子宫会压迫盆腔静脉，容易使下肢血流不畅，导致双腿水肿，准爸爸可以帮孕妈妈多做一些按摩，缓解不适。

营养重点

孕妈妈要补充优质蛋白质，如鸡蛋、牛奶、牛肉、鸡肉、鱼等，以保证胎宝宝正常发育。孕妈妈已经过了孕早期的反应阶段，食欲大增，容易感到饥饿，可以备一些营养健康的小零食在身边，如核桃、苹果、葡萄干等，多喝温开水。在饮食上控制含糖量、含盐量高的食物。孕中期，孕妈妈要注意补充铁元素，同时搭配含维生素C的食物，可以促进铁的吸收。

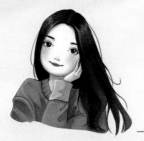

抑郁并不只有产后抑郁，有时产前也会出现抑郁，叫作产前抑郁症或孕期抑郁症。主要表现为情绪低落、思维迟缓、运动抑制等。据统计，有15%～25%的孕妈妈会遭受孕期抑郁症的困扰，且多见于职场女性。孕妈妈要多和家人、朋友交流，保持乐观、积极的心态。

孕5月的产检主要是常规检查，包括血压、体重、宫高、腹围、胎心率、B超胎儿畸形筛查、血常规、尿常规。孕中期孕妈妈容易贫血，产检报告要注意查看血常规单，如果血红蛋白下降，并伴有红细胞比容和平均红细胞下降，表明孕妈妈有贫血症状。

心理建设

产检提示

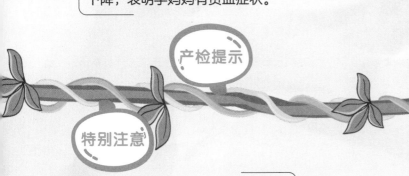

特别注意

快乐胎教

孕妈妈这时腹部的重担越来越重，有时会感觉尾骨有些疼痛。因此，要避免长时间站立或静坐，适当运动，增加心肺功能，适应血液循环和呼吸系统不断增加的负荷。还要谨慎使用药物，避免刺激胎宝宝。

胎宝宝进入活跃期，可以真切地听到声音，能接受外界的刺激。孕妈妈这个时候多和胎宝宝说话，他会储存记忆，一直到出生。这个时候也是进行胎教的最佳时机。孕妈妈和准爸爸可以将童谣、儿歌放给胎宝宝听，不仅可以促进胎宝宝听觉系统的发育，还可以增进亲子感情。

孕17周

胎宝宝生长到孕17周时,孕妈妈的身体重心随着子宫的不断增大而发生变化,小腹更加突出,臀部变得宽厚,动作不自觉地慢了下来。所以孕妈妈要注意衣服的舒适度,鞋子选择软底平跟的。

这时候孕妈妈能感觉到胎动了,而且胎宝宝能听到来自外界和妈妈身体内部的声音了,孕妈妈可以多和胎宝宝说话,也可以轻轻拍拍肚子,放点轻快柔和的胎教音乐也很不错。

有趣的胎动

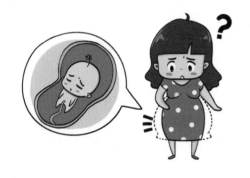

胎宝宝在子宫内伸手、踢腿、冲击子宫壁就是胎动。妊娠的周数越多,胎动越活跃。孕5月的时候会出现明显胎动。由于每个胎宝宝的生长发育情况不同,因此出现胎动的次数也有差异。随着胎宝宝长大,如果胎动频繁且保持一定规律,就说明胎宝宝健康。

孕17~20周胎动的感觉:这时候胎宝宝还小,力量不足,胎动的感觉若有若无,像小鱼游来游去,咕噜噜吐泡泡。

孕20~24周胎动的感觉:胎宝宝运动的次数会逐渐增加,不断在孕妈妈的肚子里踢腿、翻跟头,感觉到胎宝宝越来越有力量了。

孕24~28周胎动的感觉:孕妈妈有时会感觉到肚子一跳一跳地,这是胎宝宝在打嗝。

孕妈妈身体保健

腹部发痒

如果孕妈妈腹部皮肤发痒,洗浴时要选择性质温和弱酸性的产品,洗浴后涂抹润肤霜,做好皮肤保湿工作。此外,要多喝水,保持室内温度。切记不要用手去抓。

乳头凹陷

乳头低于乳房表面即为乳头凹陷。如果乳头只是轻微凹陷,可自行用手向外牵拉,或借助乳头牵拉器进行矫正。如果乳头凹陷严重,就需要手术治疗。

眼睛干涩

孕妈妈要多注意休息,不要长久盯着电脑屏幕,在孕期避免戴隐形眼镜。此外,不要私自用滴眼液。同时适量食用富含维生素A、维生素C的食物,可保护视力。

预防妊娠斑，出门做好防晒

妊娠斑是由于体内激素变化致使黑色素暂时增加导致的。妊娠斑并不一定会出现在每一位孕妈妈身上，但要提前做好预防。首先日光下的曝晒可使黑色素活性增加，斑点数目增多，色泽加深，使斑纹加重。孕妈妈要减少直接曝晒和紫外线的长时间照射，外出时可打遮阳伞或戴帽子。维生素 C 具有抗氧化的作用，因此孕妈妈要多摄入水果和蔬菜。

胎宝宝每天都在干什么

孕妈妈感受到轻微的胎动后是不是也好奇胎宝宝每天在肚子里都干些什么呢？下面就来看看他都在忙些什么。

忙着听外界的声音

胎宝宝听觉神经发育从孕 6 周开始，到孕 25 周时几乎与成人相同，孕 28 周时胎宝宝对声音刺激已具有充分的反应能力。所以孕妈妈做胎教是很科学的早教课程。胎宝宝在听到外界声音的时候会通过胎动、胎心率变化、脑电波的改变及电流性皮肤反射的反应这 4 种方式表现出来。

忙着游泳

子宫里面一直都有羊水包围着胎宝宝。在胎宝宝还没有成形之前，他会像个小蝌蚪一样，自由自在地在羊水中游来游去。随着胎宝宝的逐渐长大，他能够自由移动肢体，翻身、吃手指等，进行自我娱乐。

忙着玩儿

在孕妈妈肚子里的胎宝宝，很大一部分时间都是在玩儿中度过的，如玩脐带、玩手指、摸摸这儿、挠挠那儿，真的是特别活泼。这样的好动一直持续到入盆前，入盆后胎宝宝因为孕妈妈肚子里的空间有限，会停止大幅度的动作。

忙着练习吞咽等动作

5 个月后胎动会越来越明显，孕妈妈有时候会感觉肚子里一跳一跳的，幅度不大，这就是胎宝宝在肚子里不断地吞食羊水，出现的打嗝现象，但和胎动不同，敏感的妈妈可以感觉出来区别。

忙着体会妈妈的感受

孕期由于受到激素影响，孕妈妈情绪波动会比较大，此时肚子里的胎宝宝也在默默地体会着妈妈的感受，妈妈开心胎宝宝就开心，妈妈难过胎宝宝也会随之难过。

要小心孕期抑郁症

怀胎 10 月，孕妈妈经历了身体和心理许多变化，如身体不适、行动不便、身材走样等，心理更情绪化，也更脆弱。孕期是抑郁症高发期，半数以上的孕妈妈存在不同程度的心理问题。希望孕妈妈和家人重视孕期抑郁。

什么是孕期抑郁症

孕期抑郁症是孕妈妈在怀孕期间出现的一系列抑郁症状，主要表现为情绪低落、思维迟缓、运动抑制等。现在的生活节奏越来越快，人们精神压力增大，有 20%~30% 的女性，在孕期会感觉到程度不同的抑郁。此外，孕妈妈怀孕期间雌激素和黄体酮增长 10 倍，会影响大脑中调节情绪的神经传递素的变化。如果孕妈妈本人或家族成员曾有过抑郁史，她更容易患上孕期抑郁症。

如何缓解孕期抑郁症

孕妈妈和准爸爸可以尝试这些方法来缓解孕期抑郁症。

孕妈妈：

1. 放松自己，培养一些新的兴趣爱好，拓宽自己的兴趣范围。

2. 将自己的烦恼跟丈夫、朋友沟通，把不安和担忧的情绪释放出来。

3. 培养规律的作息时间，合理运动，均衡饮食，保证充足的睡眠。

4. 如果抑郁症状加重，要及时就医，或求助专业心理咨询师。

准爸爸：

1. 因为妻子抑郁的情绪自己也无法掌控，准爸爸要理解并承认妻子的困境和内心的痛苦，多倾听她的烦恼。

2. 给妻子更多的关爱和保护，少责备，多陪伴。

孕期抑郁症有什么表现

没有缘由地想哭；感觉对身边事漠不关心，注意力下降；睡眠质量差；暴食或厌食；焦虑、内疚；疲劳、缺乏安全感；喜怒无常。

如果孕妈妈同时伴有以上 3 种或 3 种以上症状，并持续 2 周以上，就很有可能患上了孕期抑郁症，一定要及时与家人或医生沟通。

由于孕期抑郁症很多症状容易与一些妊娠反应混淆，比如说孕期呕吐、孕期睡眠障碍等，导致孕期抑郁症诊断起来并不容易。对有抑郁情绪的孕妈妈而言，痛苦是真实存在的，产前抑郁同产后抑郁一样，严重时都会让孕妈妈有自杀倾向，家人绝对不能轻视。

什么时候可以听到胎宝宝心跳的声音

心脏是胎宝宝身体中最早具有功能的器官，一般在孕 5 周左右就开始跳动了，到孕 14 周左右保持在每分钟跳动 120~160 次。在孕 10~12 周，孕妈妈就可以通过胎心仪测到胎心，孕 20 周以后，就可以用听诊器听到胎心了。

孕妈妈每次产检都会听胎心，主要是检测宝宝的胎心率是不是在正常范围，判断胎宝宝在宫内是否有缺氧的情况。监测胎心也是判断胎宝宝发育情况的重要指标，当孕妈妈了解到胎宝宝的胎心频率处于正常值，就不必担心胎宝宝的健康问题。听胎心音时要注意将胎心跟孕妈妈的心跳声和肠鸣声区分开，胎心速度快，孕妈妈的心跳慢。胎心的听诊和成人心率的听诊是不一样的。听胎心音，中间隔了腹壁、子宫壁和羊水，而且如果胎宝宝的体位不对，听到胎心音的强弱是会受到影响的。

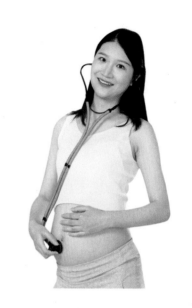

孕周	胎心率	胎心位置
孕 20 周前胎心率	平均为 162 次 / 分钟，胎心波动在 160~180 次 / 分钟	胎宝宝小于 5 个月时，胎心位置通常在肚脐下，腹中线的两侧
孕 21~30 周胎心率	平均为 147 次 / 分钟，胎心波动在 120~160 次 / 分钟	随着胎宝宝的长大，胎心的位置会上移。结合胎动判断：头位的胎心可在肚脐下监测，臀位的胎心可在肚脐上监测。右侧感到胎动，胎心一般在左侧；左侧感到胎动，胎心一般在右侧
孕 31~40 周胎心率	平均为 139 次 / 分钟，胎心波动在 120~160 次 / 分钟	胎位基本固定，胎心的位置也就相应地固定下来。怀孕满 32 周后，孕妈妈也可以自己开始做胎心监护

注：胎心跳动每分钟高于 160 次或者每分钟低于 110 次的话，说明胎宝宝的胎心音属于异常情况，需要及时去医院进行检查。

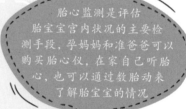

胎心监测是评估胎宝宝宫内状况的主要检测手段，孕妈妈和准爸爸可以购买胎心仪，在家自己听胎心，也可以通过数胎动来了解胎宝宝的情况

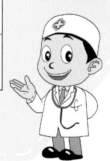

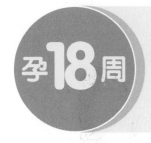

孕妈妈的肚子越来越大，已经呈现明显的孕妇体型了。孕中期孕妈妈体重增长快，平均每周 0.35 千克。胎宝宝的活动越来越频繁，时不时地翻滚、打嗝、四肢伸展等。此时，胎宝宝在快速发育，肺部正在生长，肠道也开始了工作，体重达到了 320 克左右，相当于 2 个小苹果的重量。

孕中期乳房也会分泌乳液

孕中期，乳房会分泌透明的液体，这就是乳液，身体在为将来母乳喂养做准备，这是一种正常现象，不会对身体造成太大的影响。一般在孕中、晚期，由于胎盘会分泌大量的雌激素及黄体素，脑垂体分泌的泌乳素也大量增加，促进乳腺发育。此时部分孕妈妈由于泌乳素增高会出现少量分泌乳汁的情况。

如果孕妈妈分泌乳液不多，无须做特殊的处理。为了避免乳房部位细菌滋生，孕妈妈要及时用温水清洗，并用柔软的干毛巾擦拭干净，使乳房保持干爽。同时注意选择尺寸合适的胸罩，不宜穿过紧的上衣，避免捆扎胸部。如果泌乳较多或持续时间较长，孕妈妈要有意识地减少液体食物的摄入，如汤、水、粥等，这样能减少溢奶。孕妈妈可以把热毛巾敷在乳房上来进行缓解，注意不要揉捏胸部和挤奶。

孕妈妈不宜多吃的食物

少吃油条

孕妈妈不宜多吃油条。油条在制作过程中为了使其发泡、蓬松，会加入明矾。明矾中含有铝，如果孕妈妈长期食用，会对胎宝宝造成影响。

此外，油条属于高热量、高脂肪的食物，容易使孕妈妈体重超标。

避免吃腌制品

腌制食品会放大量的盐，导致钠盐超标，增大孕妈妈患高血压的风险，而且孕妈妈这时容易水肿，饮食不宜太咸。腌制食品会含有亚硝酸盐，孕妈妈摄入一定量后会降低血液中血红蛋白输氧功能，对胎宝宝非常不利，因此应避免食用咸菜、罐头、灌肠等食物。

少吃松花蛋、烟熏类食物

爆米花、松花蛋、啤酒等食物中含铅较多，孕妈妈血铅水平高可直接影响胎宝宝正常发育。可以多吃葱头等排铅的食物。

烟熏食品在制作过程中，肉里面的各种微量元素已经流失，而且还会产生苯并芘等一级致癌物质，长期食用，影响健康。

控制高糖、高热量食物摄入

孕 18 周孕妈妈要有意识地控制高糖、高热量的食物摄入。医学研究表明，摄入过多的糖分会导致孕妈妈体重增加、削弱免疫力，也容易导致胎宝宝先天畸形，不利优生。孕妈妈在脂肪摄入方面要适量，长期吃高脂肪食物，会使大肠内的胆酸和中性胆固醇浓度增加，促发乳腺癌，不利母婴健康。

脸上长斑是怎么回事

怀孕期间，孕妈妈会发现脸上长了难看的黑斑或黄褐斑，这是体内的雌激素在"搞怪"，使皮肤中黑色素细胞的功能增强，属于正常生理性变化。

建议孕妈妈不用担心，保持好心情。妊娠期长的斑在生完宝宝后随着体内激素水平的下降而慢慢消退。

孕妈妈在平时多注意：

1. 避免阳光直射面部，以防加重斑纹。

2. 保持充足的睡眠。

3. 少吃黑色素含量比较高的食物，如酱油等。

4. 补充维生素 C。维生素 C 能抑制皮肤内酪氨酸酶的活性，减少黑色素的形成，让皮肤白皙水嫩，淡化色斑。富含维生素 C 的食物，如番茄、柑橘、草莓、蔬菜等。

5. 使用温水洗脸，保持脸部滋润。

6. 多喝温开水，不仅有利于促进身体的新陈代谢，预防便秘，同时也能够淡化脸上的色斑。

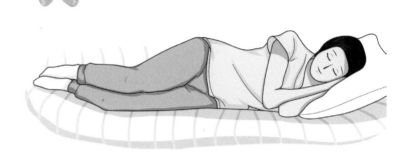

孕妈妈睡觉的正确姿势

孕早期：怀孕前 3 个月，胎宝宝发育缓慢，这个阶段以孕妈妈感到舒适的姿势为准。但要注意孕妈妈不要趴着睡觉。

孕中期：孕妈妈的腹部慢慢隆起，胎宝宝对孕妈妈腰腹部的压力也增大了。为了保护腹部不产生压迫感，孕妈妈可以采取仰卧或者侧卧的方式。其中以左侧卧的姿势最佳。

孕晚期：子宫承受的重量大大增加。加上羊水和胎宝宝的重量，子宫能达到 5 千克左右。孕妈妈身体所承受的压力大，如果仰卧，子宫后方的腹主动脉会受到压迫，影响子宫的供血和胎宝宝的营养供给；如果采用右侧卧位，对胎宝宝发育也不利。怀孕后子宫会右旋，压迫右侧血管，如果经常取右侧卧位，可能使子宫进一步右旋，因此建议孕妈妈采取左侧卧位。左侧卧的睡眠姿势可以减轻压力，还可以纠正胎位不正。

孕19周

从这周开始,胎宝宝开始迅速生长发育,每天需要大量的营养素。孕中期做B超时,可以根据B超图画出胎宝宝的大致模样,而且通过B超可以清晰地分辨胎宝宝性别了,但通常医生不会告知胎宝宝的性别。现在孕妈妈要全面补充营养,满足胎宝宝及母体营养素存储的需要。孕19周的胎动是很轻的,这之后的10周里胎动会越来越频繁,有时会影响孕妈妈睡眠,直到胎宝宝入盆为止。

胎宝宝新变化

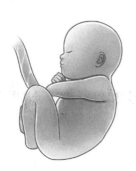

胎脂: 胎宝宝皮肤的腺体分泌出一种黏稠的、白色的油脂样物质,就是胎脂。它有防水功能,保护胎宝宝长时间浸泡在羊水中的皮肤。

肠胃: 此时,胎宝宝的肠胃能够吸收羊水,并将其运送至肾脏,过滤后排泄回羊膜囊。

胎毛: 胎宝宝的胎毛逐渐增多,不久会覆盖全身。在孕20周时胎毛最明显,接着就会慢慢掉落,到宝宝出生时,它们大部分会消失。

感觉器官: 胎宝宝的感觉器官,如味觉、嗅觉、触觉、视觉、听觉从现在开始在大脑中专门的区域里发育。

孕5月营养重点

铁

因供应胎宝宝的需要,孕妈妈的血容量会增加约35%,容易出现贫血,补铁非常有必要。孕妈妈每天需铁量为5~10毫克,动物肝脏是补铁的首选,如猪肝,吸收率也高,最好每周能吃2~3次,每次50克左右。

钙

孕中期,孕妈妈每天需钙量为1000~1200毫克。钙是胎宝宝骨骼、牙齿发育的必需物质,孕妈妈要多吃富含钙的食物,如牛奶、乳制品。如果吃补钙剂的话,最好在饭后1小时后服用。

膳食纤维

膳食纤维可以改善孕妈妈便秘,帮助排除体内废物或毒素,减少有害物质,降低患病率。孕妈妈不宜多吃精米精面,精米精面在加工中会流失大部分维生素和矿物质,推荐全谷类食物,如燕麦。

准爸爸多和胎宝宝说话

孕 5 月时，胎宝宝听觉发展，能听到外界的声音。如果准爸爸经常跟胎宝宝互动，和他说话，胎宝宝出生后对爸爸的声音有辨别力，可以增进之后的亲子关系，而且胎宝宝也会很喜欢准爸爸雄浑、厚重、有磁性的声音。准爸爸每次对话时间不宜长，每次1~2 分钟，最好选择固定的时间，例如早上起床后，和胎宝宝打声招呼"早上好，宝宝"。

查明原因，预防头晕

孕妈妈在孕期头晕，应该引起重视。在孕期的不同阶段，引起头晕的原因不同，需要对症治疗。

孕期		原因	注意事项
孕早期	妊娠反应	孕早期的头晕，多与孕吐有关，表现为头晕、恶心等不适	这种情况孕妈妈注意休息，听听音乐，转移注意力，后期会自行缓解
	供血不足低血糖	怀孕早期由于胎盘形成，血压会下降，流至大脑的血流量减少，脑供血不足。后期胎宝宝快速发育，体质瘦弱的孕妈妈容易出现低血糖	缓慢站立，均衡补充营养
孕中期	体位不对	孕妈妈长时间保持站立或久坐就会导致脑供血不足，引发头晕。长时间仰卧也会引起血流回流受阻	避免仰卧或半躺坐位，尽量左侧卧
	贫血	孕妈妈在孕中期血容量比平时增加了 30%~40%，大约增加 1500 毫升，造成血液相对稀释，容易发生贫血	孕妈妈注意补充蛋白质类食物和铁元素，这是造血的原料，补充叶酸，这是造血细胞壁的原料，补充维生素促进铁质的吸收
孕晚期	高血压	孕晚期是高血压和高血糖高发期，尤其是对于肥胖的孕妈妈	均衡饮食，注意少吃多餐
	缺氧	孕妈妈在孕期耗氧量比平时增加 10%~20%，但呼吸次数变化不大。当处在低氧的环境时，会感觉头晕，腹中胎动频繁，说明胎宝宝也缺氧	避免长时间在人多或封闭的室内，去到宽阔场所。在孕晚期，如果孕妈时长感到呼吸不畅，要注意产检

有的孕妈妈为什么还没感到胎动

一般在胎宝宝刚有胎动到孕 20 周的时候，胎动都不明显，这是因为胎宝宝运动幅度比较小，感觉不到是很正常的。孕妈妈第一次怀孕会比有经验的妈妈感觉胎动时间偏晚；体形偏胖的孕妈妈比体形偏瘦的孕妈妈感觉胎动时间偏晚。孕妈妈明显可以感觉到胎宝宝的运动，在孕 25~33 周后达到高峰。胎动是胎宝宝存活的表征，如果 20 周以后还未出现胎动，可以到医院做 B 超检查，查看具体情况。

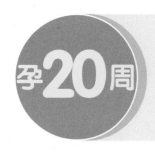

孕20周

孕妈妈逐渐变胖，整个孕期增重10~12.5千克属于正常范围。在孕中期，每周体重增加不宜超过500克。在饮食上，要注意继续补钙，促进胎宝宝骨骼生长发育，同时提高铁的吸收率，防治缺铁性贫血。胎宝宝生长发育迅速，四肢发育良好，并且也在迅速长头发。这时候胎宝宝视网膜已经形成，可以模糊地感觉到微弱的亮光。孕5月可以开始给胎宝宝多方面的系统胎教，锻炼胎宝宝的记忆力。

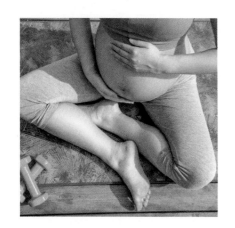

孕妈妈双腿水肿怎么办

孕妈妈不断增大的子宫压迫静脉，造成下肢静脉血液不畅，脚掌、脚踝、小腿会出现水肿。如果时值夏季，浮肿会加重，有时脸上也会有轻微浮肿。缓解孕期水肿，孕妈妈要注意休息，一般睡眠后水肿会减轻。注意饮食不宜太咸，保持清淡。孕妈妈可以将双腿抬高15~20分钟，加速腿部血液回流，能够缓解水肿，还可以预防下肢静脉曲张。睡觉时，保持左侧卧睡姿，可以减少压迫下肢静脉。适当运动改善小腿部的血液循环，但也要避免长时间站立。同时，注意保暖。

孕妈妈身体水肿和饮水量无关，仍然要喝适量的水。如果浮肿严重且持续不退，孕妈妈要及时到医院检查血压和尿液。

孕妈妈生活服饰小细节

内裤

怀孕后，孕妈妈阴道分泌物增多，建议选择柔软宽松的棉质内裤，透气性较好。棉质内裤的触感柔软，可以更好地呵护孕妈妈的皮肤，减少摩擦。在颜色上尽量选择浅色。孕妈妈的内裤可以选择专门的孕妇内裤，腹部有三角缺口设计，可避免压迫腹部。

文胸

孕妈妈的文胸可以选择无钢圈文胸或运动型文胸，比较舒适。尺寸要大一号的，还要选择支撑性强的文胸，防止胸部下垂。在孕中、晚期，孕妈妈会有少量的乳汁分泌，文胸的材质要选择优质的，避免乳头因感染细菌发炎。

鞋子

对于脚部肿胀的孕妈妈，要选择比自己的脚稍大一点的鞋。在款型上选择容易穿的，最好是没有鞋带的鞋子。鞋底要有防滑的功能，轻盈底薄，不要过重。鞋子选择透气性好的材质。随着孕妈妈身体重心改变，鞋子最好带一点鞋跟，高度在2厘米以下即可。

> ## 准爸爸为孕妈妈按摩腿部
>
> 由于子宫压迫，孕妈妈腿部容易出现水肿和静脉曲张。尤其在下午或晚上水肿会加重，这时准爸爸最好能为孕妈妈进行腿部按摩，能够令她减轻酸胀感。在孕妈妈午睡的时候，准爸爸在孕妈妈脚部垫上 1 个枕头，有利于帮她消除腿部肿胀。

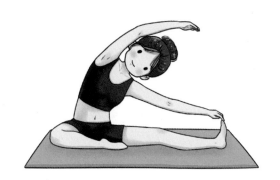

预防妊娠纹

我们在前文提到过，大多数孕妈妈，怀孕后腹部会出现粉红或紫红色的花纹，这就是妊娠纹。妊娠纹一般在孕中期左右出现，这个时候孕妈妈腹部隆起迅速，皮肤弹性纤维逐渐出现断裂，妊娠纹变得明显。妊娠纹一旦出现，很难完全祛除，到孕5月，如果不注意防护，妊娠纹也会蔓延到肚子下侧、大腿根部。孕妈妈要做好准备提前预防妊娠纹。首先，孕妈妈适当运动，控制体重。运动加速血液循环，使皮肤充满弹性，而且能控制孕期体重的增长。适当补充维生素 C、蛋白质，可以有效降低妊娠纹发生的风险。同时可以使用安全的天然成分的护肤品来滋润腹部皮肤。

孕妈妈夜里腿抽筋怎么办

孕 5 月后，许多孕妈妈常常由于小腿肌肉痉挛夜里醒来，影响睡眠质量。孕妈妈小腿抽筋的原因有很多。首先，胎宝宝迅速发育，需要从孕妈妈身体里摄取大量的钙和磷，导致孕妈妈血液中的钙浓度下降；此外，胎宝宝发育，使孕妈妈的腿部肌肉承受压力大，压迫到腿部神经所致。

如果缺钙，孕妈妈要按医嘱每天补充钙片和维生素 D 制剂，切忌过度补钙加重肾脏负担。腿脚肌肉抽筋时，孕妈妈可翘起脚尖，绷直双腿，拉伸腿部肌肉，以尽快缓解痉挛。孕妈妈每晚睡前用温热水泡脚，可增加腿部血液循环，准爸爸可以对孕妈妈腿肚位置进行按摩。孕妈妈不要穿高跟鞋，注意腿部保暖。

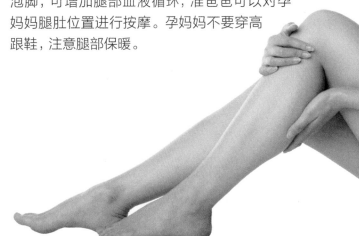

什么是痔疮

痔疮是肛门直肠底部及肛门黏膜的静脉丛发生曲张而形成的一个或多个柔软的静脉团,痔疮分为内痔、外痔和混合痔。通常把齿状线以上的静脉团称为内痔,在齿状线以下的称为外痔,既在齿状线以上,又在齿状线以下的称为混合痔。

为什么会得痔疮

1. 孕中、晚期,胎宝宝不断生长,孕妈妈腹部压力逐渐增高,导致下腔静脉、肛周静脉回流异常,形成痔疮。

2. 增大的子宫对胃肠道也有压迫,造成肠蠕动减慢,引起便秘,也容易生发痔疮。

3. 痔疮与孕妈妈体内激素水平发生变化有关。

4. 孕妈妈上火也会导致痔疮的形成。

5. 孕妈妈行动不便,久坐压迫肛门血管,也会形成痔疮。

孕期痔疮如何治

孕期内治疗痔疮,孕妈妈要找专业的医生治疗,不要私自用药。许多痔疮药物不利于胎宝宝正常发育,孕妈妈要慎用。而且为了确保妊娠安全,一般不建议手术治疗,可在生产结束后再做手术。痔疮不严重的孕妈妈最好是采用保守治疗,可以采取以下措施:

每天可以进行 5~10 分钟坐浴,加速静脉血液循环。

保证肛周清洁,便后轻轻拍拭,而不是摩擦,使用湿纸巾代替厕纸或者用流水冲洗肛门。

注意饮食清淡,多喝水,避免孕期上火,加重痔疮。

准备 1 个肛门保护垫,中空的造型,在坐姿时能让肛门悬空透气,促进静脉血液回流。

如何预防孕期痔疮

1. 坚持规律的饮食作息,养成固定时间排便的习惯,既不憋便,也不长时间排便。

2. 保持大便通畅,多吃蔬菜、水果及富含膳食纤维的食物,加强肠蠕动,减少便秘。

3. 多喝水能帮助肠道蠕动和软化粪便。

4. 孕妈妈要适当运动,不能久坐不动。

5. 怀孕期间,注意饮食结构,避免辛辣刺激性的食物,注意肛周卫生。

怀孕也可以有性生活

怀孕了应该完全停止性生活，这是一个错误的认识。如果孕妈妈身体健康，不存在各种怀孕后的高危因素，孕期内是可以正常性生活的，不会增加健康孕妈妈的不良妊娠后果，除非产科医生明确告诉孕妈妈禁止性生活。孕妈妈腹中的胎宝宝受到子宫中羊水以及子宫肌层保护，在确保没有胎盘问题的情况下，夫妻间的性生活不会影响到胎宝宝。孕期性生活和早期流产关系也不大，流产主要与染色体异常以及胚胎发育不良有关，并不会因为性生活而明显增加流产的风险。

基于对孕妈妈的健康考虑，在孕期内进行性生活，建议准爸爸使用避孕套。因为精液中的前列腺素会导致宫缩，同时也能避免孕妈妈出现泌尿道感染或阴道感染。在享受性生活时，准爸爸注意不要压迫孕妈妈的腹部以及刺激乳房部位。动作应避免剧烈，宜轻柔缓慢。夫妻双方都应注意清洁，保持卫生。同时，在即将临盆的孕周最好不要有性生活，并且要听从医生建议。每个孕妈妈身体情况不同，因人而异，准爸爸也要考虑孕妈妈的意愿哟。

孕期	孕妈妈身体特点	每月适宜次数	孕妈妈状况	注意事项	严禁情况
孕早期	胚胎刚形成不久，不稳定。子宫尚在骨盆腔内，腹部较平坦	适当减少或避免性生活	由于早孕反应，性欲下降	不压迫孕妈妈腹部	阴道出血、习惯性流产
孕中期	胎宝宝较为稳定，子宫已出骨盆腔，腹部慢慢开始隆起	此时为安全期，性生活每月 3~6 次为宜	早孕反应消失，雄激素水平上升，性欲较强	丈夫不要刺激孕妈妈乳头，不要压迫腹部	前置胎盘
孕晚期	腹部隆起很高，子宫颈容易受刺激而产生子宫收缩	减少或避免性生活，以每月 1~3 次为宜	孕妈妈身体、心理负担较重，性欲下降	时间缩短，避免孕妈妈腹部受压	怀孕 36 周后严禁性生活，以免引起早产

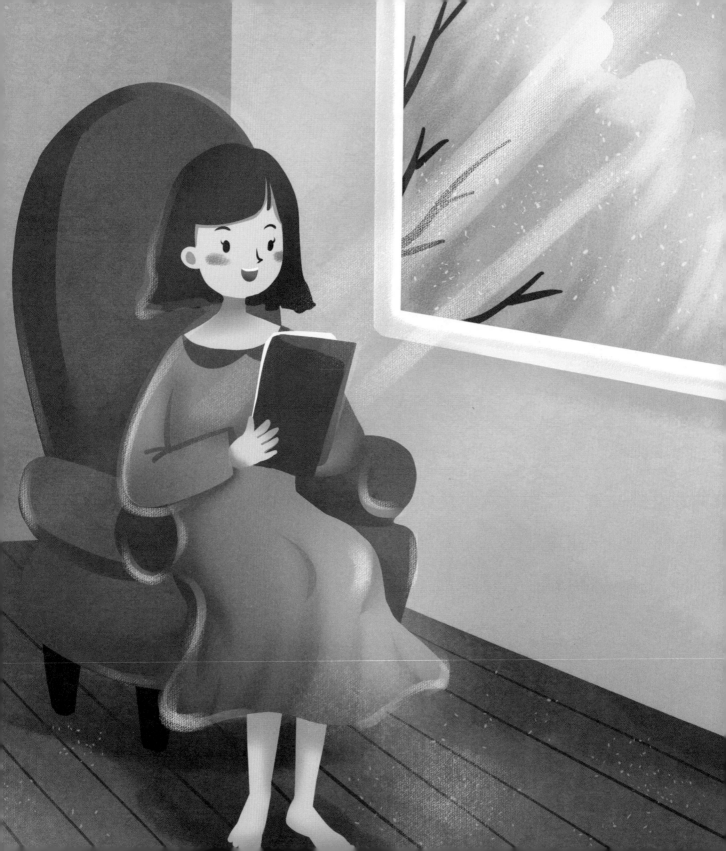

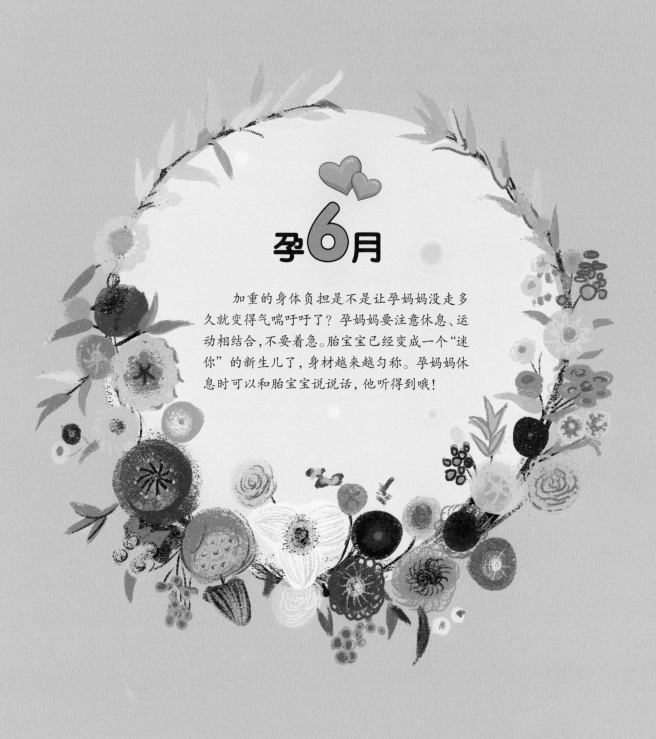

孕6月

　　加重的身体负担是不是让孕妈妈没走多久就变得气喘吁吁了？孕妈妈要注意休息、运动相结合，不要着急。胎宝宝已经变成一个"迷你"的新生儿了，身材越来越匀称。孕妈妈休息时可以和胎宝宝说说话，他听得到哦！

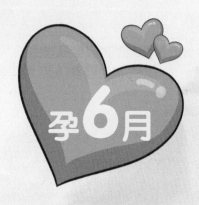

孕6月

这个时候胎宝宝运动频繁，准爸爸可以帮助帮助孕妈妈数胎动，监护胎宝宝发育和健康状况。孕妈妈身体压力越来越大，重心不稳，每次散步时，准爸爸要细心呵护。

孕妈妈

孕6月是孕中期和孕晚期的临界点，孕妈妈的腹部越来越大，脊柱向后仰，身体重心前移，已经明显呈现出孕妇的体态了。孕妈妈这时体重增加了5~7.5千克，由于体重增加，孕妈妈腰部、背部承受较大重量，坐下或站起感到吃力，容易疲劳，所以要注意休息。

准爸爸

营养重点

胎宝宝

孕6月，胎宝宝已经有18~22厘米长，体重增加至450~500克，骨骼发育良好，看起来更像一个"小人儿"了，并长出睫毛和眉毛。这时由于皮下脂肪尚未产生，胎宝宝的皮肤红红的而且皱巴巴的，但五官已经清晰可见。

孕妈妈要均衡饮食，白天多喝水，多吃蔬菜水果。其次，要注意铁的补充，这时候孕妈妈容易贫血。为了防止便秘，应常多吃富含纤维素的蔬果。孕妈妈这时更容易感到饥饿，建议少食多餐，同时饮食调味要清淡。

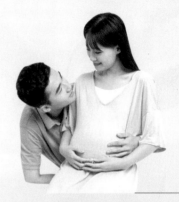

孕6月产检除常规检查外，最重要的是进行妊娠糖尿病的筛检，筛查前需空腹10~14小时，水也尽量少喝。本月可以预约四维彩超，可以更直观、更清晰地观察胎宝宝生长发育情况，了解胎宝宝是否存在先天性体表畸形和先天性心脏疾病。

不断发育的胎宝宝会压迫孕妈妈的脊柱，导致腰酸背痛，孕妈妈会因疲惫而心情低落，孕妈妈要注意休息，心情低落时找朋友多聊聊天，不要过于担心胎宝宝。

心理建设

产检提示

特别注意

快乐胎教

孕妈妈由于腹部逐渐变大，身体重心前移，走路不平稳，因此上下楼梯时要特别注意安全。孕妈妈容易感到疲劳，每天最好午睡一会儿，恢复精力。这段时期孕妈妈容易便秘、消化不良，饮食上应该多吃含膳食纤维的蔬菜、水果，吃饭时注意细嚼慢咽。

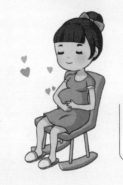

这个时候胎宝宝最喜欢和准爸爸、孕妈妈互动了。胎动时，孕妈妈可以一边用手抚摸胎动的位置，一边对胎宝宝说话或者给胎宝宝讲个小故事。孕妈妈的情绪会影响到胎宝宝，所以孕妈妈愉快的心情是最好的胎教。

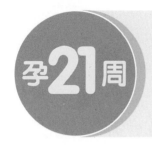

孕21周

胎宝宝越来越大，孕妈妈会感到自己变得笨重，走路弯腰也会吃力，容易气喘吁吁，这是不断变大的子宫压迫到肺部造成的。随着子宫继续变大，这些情况都会更加明显，孕妈妈要适应身体的变化，同时也要注意保护好自己。这时胎宝宝的眉毛和眼睛都发育完全了，清晰可见，而且听力达到一定的水平。孕妈妈和准爸爸记得每天和胎宝宝讲讲话吧。

调整饮食习惯

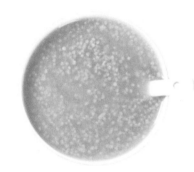

孕期胎宝宝发育需要大量的营养，但因为不断增大的子宫压迫，肠胃蠕动变慢，消化功能受到影响，孕妈妈会出现消化不良、胀气等问题。为了胎宝宝健康，孕妈妈要培养多次、少量进餐的习惯，减轻胃部压力。把一日三餐分为5~6次进食，每次进食尽量选择营养价值高、体积小的食物。吃饭时注意细嚼慢咽，避免肠胃胀气，加重消化不良。孕妈妈晚上睡觉前，尽量进食一些容易消化的食物，如小米粥、牛奶等，以免增加肠胃负担，影响睡眠质量。

孕6月产检早知道

妊娠糖尿病筛查

在孕24~28周，孕妈妈要做妊娠糖尿病的筛查，有糖尿病家族史、肥胖等高危因素的孕妈妈，糖筛检查应该提前到怀孕20周左右进行。妊娠期内，由于妊娠期内胎盘分泌的胎盘生乳素等激素降低组织对胰岛素的敏感性，减少葡萄糖的利用，即所谓的胰岛素抵抗，容易引发糖尿病，不利于胎宝宝发育，因此做妊娠糖尿病筛查很有必要。

胎儿畸形筛查

孕妈妈在孕20周后做超声波检查，医生会全面详细地检查胎宝宝每个器官，看胎宝宝是否发育健康，需要测量胎宝宝的头围、腹围及检视脊柱是否有先天性异常。注意孕周太小（孕18周以下）或太大（孕28~30周）均不适合胎儿畸形筛查，彩超检查也要注意提前预约。

血压检查

孕妈妈在孕20周到产后2周，容易出现妊娠高血压，妊娠高血压是一种妊娠状态和血压升高同时存在的疾病。每一次产检，孕妈妈都要注意血压状况，如果血压高于140/90mmHg，就要查看尿常规中尿蛋白是否正常，及时咨询医生。

为孕妈妈选购健康的护肤品

　　孕妈妈体内激素的变化、色素沉积，会造成皮肤粗糙干燥或出油起痘，甚至脸上会长出色斑，影响心情。准爸爸可以为妻子选购针对孕妈妈用的护肤品，但要避免选择具有美白、抗皱、除斑功效的产品，可以选择补水、保湿款。若护肤品中含有水杨酸、A醇、维A酸、酒精、氢醌、视黄醇、邻苯二甲酸盐等成分，应避免使用。

孕期也要呵护头发

　　孕妈妈头发变化因人而异，妊娠期内雌激素增多，会使头发更健康、油亮，但也可能会使油性发质变得更油，干性发质变得更干、更脆。孕妈妈要选用孕妇专用洗发水，性质比较温和。洗头时将洗发露倒在手心，揉出丰富的泡沫后再清洗头发，同时按摩头皮，促进血液循环，帮助毛囊吸收养分。孕妈妈要保证充足的睡眠，多食海藻类、B族维生素含量丰富的食物，让头发变得强韧。

　　短发的孕妈妈，头发比较好洗，可坐在高度适宜、有靠背的椅子上或躺下，头往后仰，然后请家人帮忙冲洗。洗完后要尽快吹干头发，避免受风感冒。

　　头发偏油的孕妈妈可保持 2~3 天洗一次的频率，夏季可以 1~2 天洗一次。头发偏干的孕妈妈主要是头发缺乏营养，孕妈妈要注意增加营养，选择滋养类的洗发产品，并用护发素护理头发，保持 3~5 天洗一次头发。头发暴露在阳光下也会变得干燥，孕妈妈出门时可以戴一顶透气的帽子。

音乐胎教方式要正确

　　胎宝宝从孕 4 月开始，听力就开始发育了，到孕 6 月的时候，听觉能力已发育到相当完备的程度，此时是进行音乐胎教的最佳时期。不少孕妈妈会选择把耳机贴在肚子上给胎宝宝听音乐，这种做法是不利于胎宝宝听力系统发育的。音乐的音量如果太大会使胎宝宝不舒服，他会出现皱眉、踢脚等动作，而且高频率声音容易刺激胎宝宝的内耳基底膜。所以，音乐播放器可以放在相距孕妈妈 1~1.5 米的地方，音量要适中，每次音乐胎教时间不宜太长，20分钟之内即可，避免过长时间打扰宝宝休息。

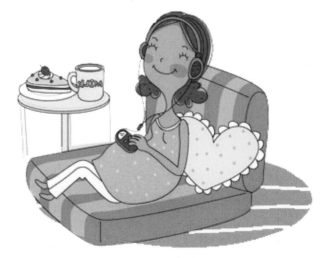

预防妊娠高血压

不少孕妈妈在孕前血压正常，但是怀孕后却患上妊娠高血压。妊娠高血压指女性妊娠 20 周以后出现高血压、水肿、蛋白尿等症状。妊娠高血压对孕妈妈和胎宝宝影响都很大，了解妊娠高血压的发病原因和表现症状，有利于做好预防以及出现症状及时就医。

预防妊娠高血压

注意休息和营养对孕妈妈来说是非常重要的。孕 20 周后应适当补钙，摄入蛋白质保护心血管，饮食避免过咸、辛辣。肥胖是导致妊娠高血压的一个重要危险因素，孕妈妈进行适量运动，避免体重过重，整个孕期体重增长不宜超过 12.5 千克。在初春、秋冬季，孕妈妈要注意保暖。孕妈妈睡眠宜左侧卧位，可以预防水肿，降低妊娠高血压的发生。孕妈妈一定要保持愉快心情，情绪大起大伏也会导致血压的变化。

妊娠高血压表现症状

孕妈妈孕期血压升高，一般是暂时性的。如果高压不降，并伴有其他症状都需要咨询医生。轻度妊娠高血压孕妈妈无明显不适，但会血压升高、轻度水肿。尿液检查中尿蛋白呈阴性或弱阳性。

这些症状可能会消失也可能会加重至中度妊娠高血压，表现为血压升高、水肿、尿蛋白的情况明显加重，伴有轻度头晕、头痛等症状。最严重的是重度妊娠高血压，会出现视觉模糊、恶心、呕吐等症状，严重时出现呼吸急促、心慌、抽搐、昏迷等症状，这样的情况是非常危险的。

妊娠高血压是怎么引起的

妊娠高血压病因目前仍不清楚，可能与以下因素有关：

1. 怀孕后，孕妈妈血容量增加，如果血管张力不够，就容易出现血压升高。

2. 孕中期孕妈妈体重增加过快，过多的脂肪留在血液里形成自由基，导致血管堵塞，血压升高。

3. 随着胎宝宝发育，胎盘越来越大，心脏供血负担加重，胎盘缺血，血压就会升高。胎宝宝过大或是双胞胎、羊水过多、初胎妊娠等情况都容易出现妊娠高血压。

4. 妊娠高血压也与孕妈妈心理变化有关。孕妈妈精神压力过大，长期过度紧张也容易造成妊娠高血压。

5. 孕妈妈缺钙、营养不良、家族有慢性高血压病史、体形偏胖都容易引起妊娠高血压。

孕妈妈自测宫高、腹围

　　每次产检孕妈妈都要测量宫高和腹围。孕期内宫高、腹围的增大有一定规律，可以推断胎宝宝发育情况和妊娠周期。平常在家孕妈妈和准爸爸也可以自己测量宫高、腹围。

宫高：指从下腹耻骨联合处上方至子宫底间的长度。

测量方法：孕妈妈测量前排尿，平卧床上，用软尺测量耻骨联合处至宫底的距离。

测量时间：从孕 20 周开始，每 4 周测量一次；孕 28~35 周，每 2 周测量一次；孕 36 周后每周测量一次。

腹围：以肚脐为准，水平绕腹一周的测量长度。

测量方法：孕妈妈同样取平卧位，将衣服解开，完全暴露腹部，以脐部为准，拿软尺水平绕腹一周，测得的数值即为腹围。

测量时间：孕 16 周起开始测量腹围。每个人的胖瘦不同，所以腹围也不尽相同。如果孕妈妈连续两周腹围没有变化，要及时咨询医生。宫高、腹围与胎宝宝的大小关系非常密切。在孕晚期通过测量宫高和腹围，还可以估计胎宝宝的体重。胎宝宝体重（克）=子宫长度（厘米）× 腹围（厘米）+200（克）。

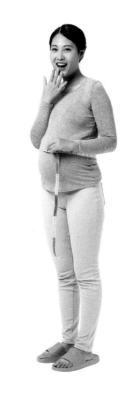

妊娠周数	宫高 / 厘米			腹围 / 厘米		
	下限	标准	上限	下限	标准	上限
孕 20 周	16	18	20.5	76	82	89
孕 24 周	20	24	24.5	80	85	91
孕 28 周	23	26	28.5	82	87	94
孕 32 周	26	29	32.5	84	89	95
孕 36 周	29	32	36.5	86	92	98
孕 40 周	32	33	38.5	89	94	100

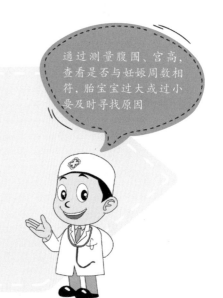

通过测量腹围、宫高，查看是否与妊娠周数相符，胎宝宝过大或过小要及时寻找原因

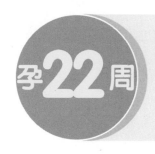

孕22周

孕妈妈下腹隆起更加突出，腰部增粗明显。由于受到子宫的挤压，孕妈妈原本凹进去的肚脐向外凸出，通常产后就会恢复正常。胎宝宝此时看上去已经像个小宝宝的样子了，眼睛已经发育，但是虹膜仍缺乏颜色。如果胎宝宝是女孩，她的阴道现在已经形成了，并且会持续发育到出生。孕妈妈可以感受到这时宝宝非常爱动。本周，孕妈妈要适当摄入脂肪、蛋白质、碳水化合物补充能量，促进胎宝宝身体发育。

补充热量，少食多餐

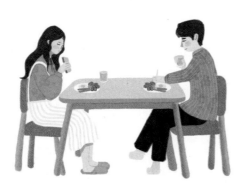

孕中期，胎宝宝会经历一个飞速增长的过程，重量和身长将增加2倍以上，会消耗孕妈妈更多热量来保证身体发育。为了满足母体和胎宝宝身体增长的需要，孕妈妈要适量增加脂肪、优质蛋白质的摄入。本周胎宝宝的大脑迅速发育，脂肪是构成脑组织重要的营养物质，同时蛋白质也是必不可少的。孕妈妈不能因为怕胖而拒绝脂肪的摄入，尤其是鱼类、坚果类的单不饱和脂肪酸利于胎宝宝大脑发育，在饮食中要适度摄入。随着胎宝宝长大，孕妈妈腹部也在不断膨胀，胃部受到挤压，容积减少，因此建议孕妈妈少食多餐。本周孕妈妈体重增长保持在300克以内即可。合理进食，科学搭配。

孕妈妈注意身体小细节

弯腰

孕妈妈的一举一动都会影响到胎宝宝。孕妈妈腹部增大变重，如果经常弯腰或蹲下，容易使腹内压增高，导致胎宝宝在子宫内缺氧。孕妈妈弯腰拿起东西时膝盖慢慢弯曲至蹲下，背部保持直立，起身时不要突然站立，用手缓慢支撑大腿和膝盖站立。

口腔问题

孕妈妈的饮食中含糖量增加，容易发生龋病。孕妈妈体内激素发生变化，也会导致牙龈肿胀、出血、口臭等口腔问题。孕妈妈要做到餐后漱口，早晚刷牙。多吃粗纤维食物有助于牙齿清洁，少吃甜、酸性食物。定期做口腔检查。

增强防护意识

孕6月，孕妈妈腹部隆起已经十分明显，应当注意自我保护。短途外出时尽量步行，不挤公共汽车，远途外出时，尽可能避开高峰时段，避免腹部受到撞击发生意外。尽量不在人流量大的场所活动，以防被流行性疾病感染。

准爸爸每天胎教 10 分钟

　　孕 6 月，胎宝宝的听觉发育比较完善，听到喜欢的声音会做出反应，爱吸吮自己的手指。这时准爸爸做胎教，会比孕妈妈做胎教效果更好。研究表明，男士低频的声音更容易被胎宝宝听到，并且准爸爸做胎教时孕妈妈的幸福感可以通过神经介质传递给胎宝宝，他也能感受到爸爸、妈妈的爱。

缓解耻骨疼痛

　　孕妈妈耻骨位于大腿根部和小腹的交界处，孕中、晚期孕妈妈负重压力大，导致耻骨、腿根部酸疼，到了孕晚期胎宝宝头部入盆时使耻骨分离加剧，疼痛感会更加明显。耻骨疼痛的原因因人而异：

　　1. 孕妈妈久坐或久站、劳累过度。

　　2. 孕妈妈怀有双胞胎或多胎儿，身体负荷重。

　　3. 孕妈妈本身存在骨盆、髋关节等问题，站立姿势不正确怀孕后容易出现耻骨疼痛。

　　4. 缺钙比较严重。

　　孕妈妈耻骨疼痛要注意休息，坐时不要跷二郎腿，避免久坐久站。站立时，孕妈妈不要用单脚，这样会把身体的重量压在一侧上，增加耻骨的负担。正确的做法是两腿对称站立，让身体重量均匀分布，减轻耻骨的负担。经常做盆底肌运动，帮助缓解盆骨压力。饮食清淡一点，防止体重增长过快，给耻骨造成更大压力。孕中、晚期，胎宝宝发育迅速，孕妈妈要加强钙的补充，每日摄入 1200 毫克钙。如果到了孕晚期耻骨疼痛厉害，可以使用托腹带缓解子宫对耻骨的压力。孕妈妈休息时可以在两腿之间放一个柔软的枕头，缓解疼痛。

不宜大量吃夜宵

　　孕中期胎宝宝生长迅速，孕妈妈消耗的热量大，很容易感觉到饿。不过还是建议孕妈妈不要大量吃夜宵。吃夜宵会增加肠胃的负担，引起大脑活跃，诱发失眠。晚上人体代谢率下降，热量消耗少，因此容易将多余的热量转化为脂肪在体内堆积起来，导致肥胖。

　　如果孕妈妈晚上感到饥饿，可以选择易消化、低脂肪的食物，水果类，如苹果、香蕉、猕猴桃等；五谷类，如紫薯、燕麦片等；蔬菜类，如淡盐水煮萝卜、青菜、南瓜等。夜宵最好在睡前 1~2 小时进食，食物要清淡低盐，避免高油脂、高热量。最适合孕妈妈的夜宵是粥。粥不但能提供一定的热量，还能提供一定的水分，而且粥营养又易于消化，不会给肠胃造成负担。比如猪肝粥、鱼片粥等，健康又美味。

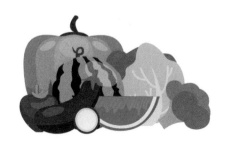

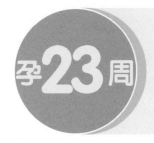

孕23周

孕妈妈由于腹部隆起，肠胃等器官移位，肠胃吸收受到影响，餐后适当散步有助于食物消化。胎宝宝的外生殖器已经形成，通过超声波能够判断出性别，此时在胎宝宝的牙龈下面，恒牙的牙胚开始发育了。胎宝宝的眼睛具有微弱的视觉，对音乐和声音敏感度增高，听到节奏快的音乐胎宝宝反应也会剧烈，听到舒缓的音乐，胎宝宝会安静下来。

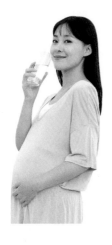

给胎宝宝起个乳名吧

怀孕 20 周左右，胎宝宝的听觉、视觉等神经系统陆续发育，脑细胞的发育变得愈来愈复杂。这时，胎宝宝开始产生自我意识，渐渐形成自己的个性特征和喜怒情感。所以孕妈妈要像对待出生后的宝宝一样对待腹中的胎宝宝，和家人一起给胎宝宝起个有意义的乳名，每次和胎宝宝对话时，轻轻地唤起他的名字。胎宝宝出生后再听到这个名字，会有一种特殊的安全感。怀孕期间，孕妈妈要对胎宝宝倾注更多的爱，细心捕捉胎宝宝的每一个信息。

有助于分娩的运动

凯格尔运动

锻炼盆底肌，增强会阴肌肉的耐力和控制能力，有助于顺利分娩、产后会阴撕裂的愈合及预防产后痔疮。

1. 吸气时收紧肛门、会阴和尿道口，就像憋尿和提肛的感觉。

2. 保持收紧状态，维持 5~6 秒后放松。重复进行 10 次，每天坚持 3 组。

下蹲运动

可以增强大腿肌肉的力量，并帮助打开骨盆。

1. 站在椅子后面，双脚与肩同宽，脚尖向外，双手扶住椅背。

2. 收腹、挺胸，肩部放松，降低尾骨，就好像坐在椅子上，找到一个平衡点，尽量将重心移向脚后跟；深呼吸，然后缓慢站起，重复数次。

盘坐姿势

帮助打开骨盆，放松髋关节，为顺产做准备，同时可以缓解背部紧张。

1. 靠墙坐直，双脚脚掌相对盘腿而坐（屁股下垫着软垫会更舒适）。

2. 轻轻按压膝盖，但不要过度用力；保持姿势 5 秒，然后放松，重复数次。

准爸爸提前学习分娩知识

准爸爸要提前了解妻子将来分娩时可能遇到的情况，学习分娩的知识，如分娩分几个产程，羊水破了怎么办等，和妻子一起交流沟通，做到心中有数。这样会减少妻子临娩遇到各种情况时恐惧和焦虑的心情。孕期内妻子心情容易紧张不安，准爸爸要多给予关心和爱护，这是 3 个人一起成长的路程。

排除睡眠烦扰

孕妈妈每天要保证 8 小时的夜间充足睡眠，还有 1 小时的白天休息时间。孕期失眠是比较普遍的现象，如果孕妈妈轻微失眠或偶尔熬夜，对胎宝宝健康影响不大；但如果经常失眠，则会影响胎宝宝发育，导致胎宝宝无法吸收到足够的营养，出现营养不良，而且孕妈妈自己的身体也容易气血亏虚。

由于胎宝宝长大压迫膀胱，膀胱所承受的压力增大，小便次数增多，因此孕妈妈白天摄入充足的水分，晚上适量少喝点水。不断长大的胎宝宝也会压迫到孕妈妈的胃部，使胃的贲门变松弛，导致胃酸溢出，让孕妈妈感到胃灼热，会影响睡眠。孕妈妈饭后适当散步，晚上避免吃辛辣、较酸的食物。在孕期，孕妈妈容易出现便秘，要注意适时补充促进胃动力的活性乳酸菌。

不合适的睡姿也容易让孕妈妈失去睡意，在侧卧时，多找几个小靠枕垫在肚子、膝盖下面或者是背后，那样会更舒服。孕妈妈精神压力大，常常担心胎宝宝的健康。这时准爸爸要多陪伴妻子，睡觉前为妻子按摩一下肩膀舒缓肌肉紧张或水肿，使之安心入眠。

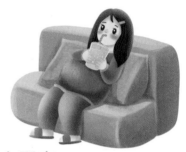

胎盘前置是怎么回事

胎盘前置指胎盘附着在子宫下段或宫颈内口处，典型症状是阴道流血，并逐渐增多。胎盘前置分为 3 种类型：

1. 边缘性前置胎盘，胎盘边缘达到宫颈内口。

2. 部分性前置胎盘，部分胎盘附着在宫颈内口。

3. 完全性前置胎盘，胎盘完全覆盖宫颈内口，这种情况很危险，容易引起早产，要及时就医。

常规产检很难发现前置胎盘，只有 B 超能准确诊断，因此很容易被孕妈妈忽视。孕妈妈在 28 周之前没有大量的出血，是不诊断为胎盘前置的，因为胎盘会随着子宫位置的升高情况得到缓解。如果孕 28 周之后情况没有好转，孕妈妈要注意休息，在孕晚期要特别注意预防贫血、早产，如果发生阴道出血，要及时去医院。注意，胎盘前壁与胎盘前置不是一回事。

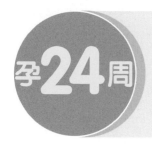

孕24周

孕妈妈身体越来越沉重，之前出现的妊娠斑可能会更加明显并且增大，这些都是正常的现象。胎宝宝会通过胎盘吸收更多的营养，孕妈妈很容易感到饥饿，可以适时在正餐间隔加餐，但要注意饮食多样，少食多餐。胎宝宝这时候在妈妈的子宫中占据了相当大的空间，开始充满了整个空间。虽然胎宝宝体重增加了不少，但依然显得瘦小。很快胎宝宝皮下会快速增加脂肪储备，使身体丰盈起来。

胎教注意什么

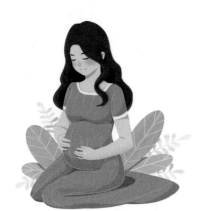

胎教对胎宝宝日后的成长十分重要，主要目的是让胎宝宝的大脑、神经系统及各种感觉机能、运动机能发展得更健全。胎宝宝绝大部分时间都是在睡眠中度过，过早或过长时间的外界刺激，不利于胎宝宝休息、发育。因此要适时适量进行，选择在胎宝宝胎动的时候，也就是他醒着的时候进行胎教，时间不超过 20 分钟。

每天胎教要有规律性，有固定时间。胎教过程重要的是孕妈妈和准爸爸与胎宝宝共同的体验，情感的共享，建立起最初的亲子关系。孕妈妈通常会给胎宝宝进行音乐胎教，在孕中期时，孕妈妈可以听些欢快、明朗的音乐。

饮食宜忌

不宜过多食用红枣

红枣对于气血虚弱的孕妈妈来说，是很好的滋养补品，能够改善虚弱体质，具有补血安神和养胃健脾的功效。但是红枣吃多了肚子容易胀气。红枣的糖分含量较高，患有妊娠糖尿病的孕妈妈最好不要食用红枣，以及湿热重、舌苔黄的孕妈妈也不适合食用红枣。

不宜加热酸奶

酸奶的营养成分不比牛奶差，而且更易于消化和吸收。有便秘症状的孕妈妈喝点酸奶能够促进肠道蠕动。但酸奶不宜加热，高温会杀死酸奶中的活性乳酸菌，不能起到润肠通便的作用。饮用酸奶要适量，否则容易导致胃酸过多，降低食欲。

不宜多吃榴莲

榴莲中钙、钾含量高，适当食用榴莲可以预防妊娠期高血压。但榴莲含糖量较高，容易导致胎宝宝过重，不利于分娩，而且榴莲吃得多容易上火。孕期肥胖和有妊娠糖尿病的孕妈妈食用量控制在每天 100 克以内。

准爸爸帮妻子翻个身

　　胎宝宝越来越大，孕妈妈挺着肚子翻身也变得困难，尤其是晚上，孕妈妈保持一个睡姿会很累。在孕妈妈小心翼翼翻身时，准爸爸可以在旁边帮忙，用手托住孕妈妈的腰，轻轻地帮她翻身。准爸爸这样生活细节的体贴会让孕妈妈感到欣慰和有安全感。

孕妈妈如何避免孕期驼背

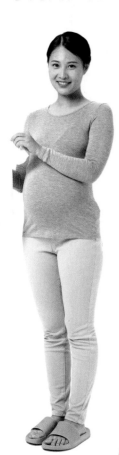

　　随着胎宝宝的慢慢成长，孕妈妈身体也会很容易累，时间长了容易弓腰驼背。怀孕时孕妈妈各关节韧带处于相对松弛的状态，如果这时养成含胸驼背的体态，产后不易纠正过来。所以为了避免孕期驼背，孕妈妈要注意平时有好的站姿，尽量保持头部和颈部垂直，肩部放松，双臂自然下垂。

　　此外，孕妈妈可以背靠墙壁站立，将小腿、屁股、后背和后脑部贴近墙壁，尽量减少腰部和墙壁之间的空隙。如果无法做到，可以将双脚前移 20 厘米左右。孕妈妈后背贴住墙壁，张开双脚与肩同宽。膝盖与脚尖保持平行，收紧下颚，上体贴住墙壁，下蹲至膝盖半屈。然后慢慢恢复成原来的站姿。每天反复练习5~10 次。

皮肤瘙痒要重视

　　孕妈妈皮肤瘙痒，有局部发痒也有全身发痒，情况不一，严重时让人心烦不安。皮肤瘙痒尤其是肚皮痒，孕妈妈千万不要挠，对胎宝宝不好。有15% 的孕妈妈在孕 6~7 月时会得妊娠皮肤病，表现为皮肤瘙痒，甚至是全身都有痒感，但不会出现疹子和水泡。这与孕妈妈体内雌激素的增加有关，对胎宝宝没有影响，孕妈妈可以使用盐水，或是冷的茶水加浴盐擦洗肚皮以缓解瘙痒，或咨询医生。还有少部分孕妈妈是妊娠皮疹或湿疹，表现为皮肤上会出现小红疹，对胎宝宝没有影响。孕妈妈可以涂些乳液为肌肤保湿，切忌使用碱性肥皂或热水冲洗。

　　孕妈妈皮肤瘙痒要警惕妊娠肝内胆汁淤积症。它多发生在孕晚期，因肝脏代谢出现问题以及胆汁郁积导致，其症状表现为皮肤会出现瘙痒、黄疸、病理性胆汁淤积，会危害胎宝宝健康，可能造成胎儿早产、宫内窘迫、发育不良等，孕妈妈皮肤出现瘙痒切勿大意。如果瘙痒症状影响到了孕妈妈的睡眠或心情、精神状态，孕妈妈可以询问医生，不要害怕用药。瘙痒治疗一般都以药膏为主，在安全剂量范围内，是相对安全的。而且越到怀孕后期，对胎宝宝影响越小，孕妈妈不必有过多疑虑。

"大排畸"检查全知道

"大排畸"是通俗叫法，学名叫作孕中期系统产前超声检查，指通过超声检查，查看胎宝宝的五官、四肢以及内部各个器官是否异常或畸形。

大排畸检查前需要准备什么

大排畸检查要提前预约。做检查之前孕妈妈适当地活动，比如在楼道里散散步，有利于宝宝的胎位达到最佳，避免某些器官因为胎位关系看不清晰。

排尽尿液。如果膀胱里有尿会把子宫挤到一边去，可能会影响影像的显现。大排畸检查不需要空腹。孕妈妈可以吃点东西，喝点水，这样可以增加胎动。

注意着装。孕妈妈穿着最好上下衣分开，方便检查。

放松心情。孕妈妈紧张的心情会影响到胎宝宝的正常活动，干扰正常的检测结果。因胎宝宝姿势不同，B超可能会进行多次。

大排畸检查也有疏漏

大排畸不是万能的，由于超声技术是基于胎宝宝形态学上的改变，如果形态改变大，检出率就高，如果形态变化不大就不能检查出所有的问题。不伴有胎儿结构异常的疾病是难以诊断出来的，如听力障碍、视力障碍、皮肤疾病等。因此检查结果要拿给产科医生看，产科医生不仅关注胎儿结构是否正常，还会通过胎儿大小、胎盘位置等发现问题

胎宝宝的形态结构是一个动态发育的过程，前期形态正常不代表后期形态正常，畸形没有发展到一定程度时可能不被超声显示。因此，准爸爸和孕妈妈在平时生活中要注意观察胎宝宝胎动是否规律，到孕晚期再进行一次小排畸。

如何选择大排畸检查方式

胎儿大排畸检查选择哪一种方式？

B超：通过超声诊断技术来对胎宝宝进行检查，成像为黑白色。

彩超：彩超并非是彩色的B超，也是黑白的，只是会用彩色标注心脏、血流等指标，因而被称为彩超。彩超的分辨率比B超高一些，而且彩色标注血流，更有助于检查。在此基础上发展了三维彩超和四维彩超。三维彩超即静态的立体成像。四维彩超在三维图像基础上加上时间维度参数进行数据计算。

其实胎儿大排畸检查和几维功能关系不大，主要在于排畸医生给胎宝宝做多少切面检查。对于一般的孕妈妈来说，三维B超就可以进行最基本的系统大排畸检查，初步判断胎宝宝是否存在畸形。

妊娠期糖尿病筛查一定要做

妊娠期糖尿病指妊娠期间糖耐量异常引起的高血糖，过胖或过瘦的孕妈妈都容易患病。在孕 24~28 周，无论孕妈妈是否属于高危妊娠都要进行妊娠期糖尿病筛查。妊娠期糖尿病筛查就是 75 克葡萄糖耐量检查。在检查开始前，医院会先为孕妈妈抽血测空腹血糖，然后将 75 克葡萄糖溶入的 300 毫升的水中，孕妈妈在 3~5 分钟之内喝完。在服糖后的 1 小时、2 小时后分别抽血化验。

做妊娠期糖尿病筛查时需要空腹 8 小时以上，因此孕妈妈前一天晚上 8 点以后不要进食饮料或食物。喝完糖水后最好静坐等候，也不要喝水进食，切忌奔走忙碌，否则会影响结果的准确性。

有的孕妈妈在做 75 克葡萄糖耐量检查时，可能会拿到多于 75 克的糖粉。这是由于里面的糖粉含有结晶水，但糖分只有 75 克。如果孕妈妈担心出现差错，可以再次和医生确认。

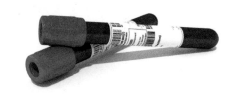

项目		指标 /（毫摩尔 / 升）
75 克葡萄糖耐量检查	空腹血糖	< 51
	1 小时血糖	< 10
	2 小时血糖	< 85

如果妊娠期体重增加过快，会导致体内胰岛功能的受损，患妊娠期糖尿病的概率变大。注意合理控制体重增加

孕期体重控制参照表

BMI	体重类别	孕期体重增长范围	孕期每周增长范围	孕期每周适宜增长量
<18.5	偏轻	12.5~18 千克	0.44~0.58 千克	0.51 千克
18.5~23.9	适中	11.5~16 千克	0.35~0.50 千克	0.42 千克
24.0~27.9	超重	7~11.5 千克	0.23~0.33 千克	0.28 千克
>28.0	肥胖	5~9 千克	0.17~0.27 千克	0.17 千克

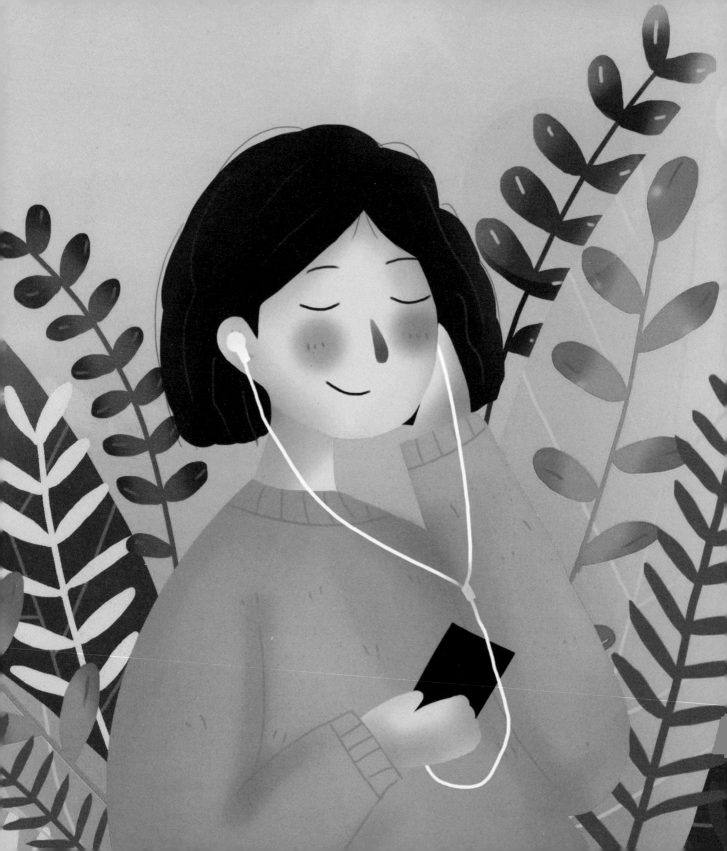

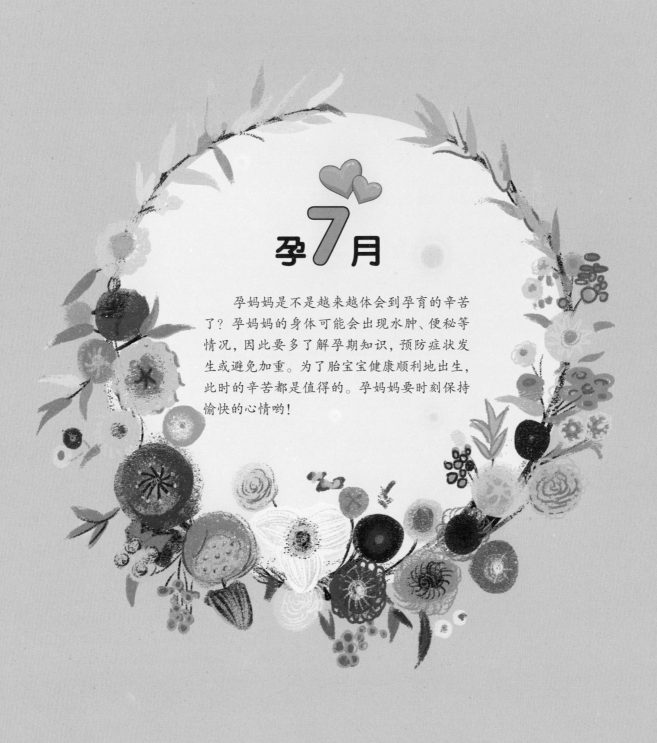

孕7月

孕妈妈是不是越来越体会到孕育的辛苦了？孕妈妈的身体可能会出现水肿、便秘等情况，因此要多了解孕期知识，预防症状发生或避免加重。为了胎宝宝健康顺利地出生，此时的辛苦都是值得的。孕妈妈要时刻保持愉快的心情哟！

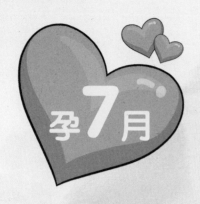

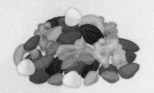

由于胎宝宝逐渐长大，孕妈妈腹部越来越沉重，为保持平衡，需要腰部持续向后用力，腰酸腿痛的情况会更加明显。到本月末，孕妈妈总体重增长6~10千克，子宫底高度21~26厘米，从肚脐到下腹部的妊娠纹可能会更明显，但不要担心，孕7月孕妈妈还是会在愉快的心情中度过的。

孕妈妈行动越来越不便，准爸爸最好陪同妻子一起散步，并随时准备一些小零食，因为妻子容易疲劳，感到饥饿，从而出现低血糖。妻子这时候容易出现便秘、痔疮等问题，准爸爸要准备好新鲜的水果蔬菜，在饮食上帮助妻子缓解不适。

准爸爸

孕妈妈

营养重点

胎宝宝

孕7月末，胎宝宝体重大概在1000克，身长会达到35厘米，身体器官继续发育，味蕾、虹膜、睫毛基本形成，胎宝宝能够做吸气、呼气动作，听觉也越来越敏锐，眼睛能够感受到孕妈妈腹壁外光线的变化，肺和脊柱仍在发育当中。

孕妈妈在保证营养的同时，要避免食用高糖、高热量的食物，保证丰富的膳食纤维，每顿饭最好有两种以上的蔬菜。孕妈妈要注意多吃一点促进大脑发育的营养素，如DHA、卵磷脂，帮助胎宝宝智力发育。

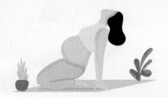

孕妈妈的心情很多时候不受自己控制，更多时候会受体内激素变化的影响。而且妊娠期内容易出现各种意外的问题，让孕妈妈的精神变得敏感。孕妈妈自己要调节心情，准爸爸也要多点理解和陪伴。

这个月要进行第5次产检，主要是常规体检项目：测量体重、宫高、腹围、胎心、尿常规、血压等。这时期容易发生贫血，孕妈妈可以做贫血检查，若发现贫血要及时治疗。

产检提示

心理建设

特别注意

快乐胎教

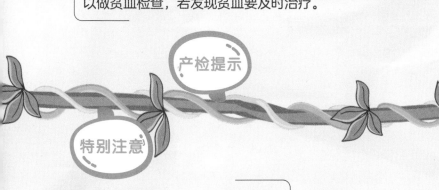

孕妈妈要避免拿重物或向高处伸手，站立蹲起时要缓慢。孕妈妈要预防便秘和痔疮的发生，多吃水果等膳食纤维丰富的食物。这个时期孕妈妈下肢和脚容易水肿，可睡前泡脚、按摩。

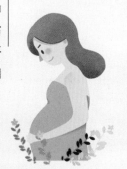

胎宝宝这时候越来越爱动了，而且动作也越来越有力量，好像在告诉爸爸妈妈：我长得很好呀。当孕妈妈感受到胎动时，准爸爸可以和胎宝宝玩一会儿，轻轻拍一拍胎宝宝踢过的地方。准爸爸多陪着孕妈妈一起给胎宝宝做胎教才最好。

到了孕25周孕妈妈看起来越来越大腹便便、行动迟缓，但忍受着身体变化带来的腰背痛、水肿、抽筋等问题依然是一个坚强的战士。这时胎宝宝在肚子里时不时地动一下，就是给孕妈妈莫大的惊喜和安慰。淘气的胎宝宝可能会影响孕妈妈的睡眠，孕妈妈可以找一个舒服的睡眠姿势，侧卧时在腿部和背部放个软垫，让自己更舒服一些。

孕妈妈眼睛干涩是正常的

孕中、晚期孕妈妈的眼睛可能会感到不适，怕光、发干，首先考虑是不是缺乏维生素A。如果孕妈妈孕前少量缺乏维生素，怀孕后缺乏症状会放大，不仅眼睛干涩疼痛，还会伴有全身干燥，呼吸道容易反复感染的症状。对一般孕妈妈而言，怀孕中晚期泪液分泌量会大大降低，泪膜平衡被打破，很容易造成干眼症，因此孕妈妈们应注意孕期的眼部卫生，合理补充营养，多摄入对眼睛有益的维生素A、维生素C等。

妊娠期间建议孕妈妈暂时不要戴隐形眼镜，改戴框架眼镜。孕妈妈也不要随便用滴眼液，眼药水的药物成分可能不利于胎宝宝成长，要根据医生建议选择药物。尽量少使用电子产品。

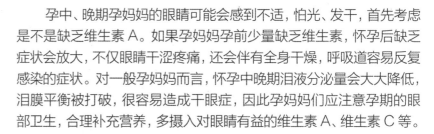

妊娠期糖尿病饮食原则

适量摄取糖类

避免进食有蔗糖、砂糖、果糖等的含糖饮料或甜食，适当限制糖的摄入，选择纤维含量高的食物做主食，如用糙米、燕麦代替精制米面，有利于控制血糖。患有妊娠糖尿病的孕妈妈一般早晨的血糖值较高，因此早餐淀粉类食物要少吃。

注重蛋白质摄取

孕中、晚期孕妈妈要增加蛋白质的摄入，尤其是优质蛋白质，如牛奶、鱼类及豆制品。每天保证300~500毫升的牛奶，以获得足够钙质和150~200克肉蛋类食物。同时，减少油炸类食物，炒制蔬菜选用橄榄油。

分配餐次

孕妈妈把每天的进食总量分成4~6餐，少食多餐可以避免因一次进食大量食物造成血糖快速上升。糖类的摄入是为提供热量、维持代谢正常，孕妈妈不要为了降低血糖不吃饭，这样反而会降低免疫力，不利于身体健康。

缓解腿部抽筋有妙招

孕妈妈由于体重增加或体内钙不足，小腿容易出现抽筋。准爸爸要细心关注妻子营养情况，补充钙质。平常休息时，准爸爸由下向上帮妻子按摩小腿，再按摩脚趾和整条腿，晚睡前让妻子坚持温水泡脚。妻子腿部抽筋时要伸直，准爸爸将妻子的脚往她的方向压，可缓解抽筋现象。

胎宝宝脐带绕颈

脐带是连接胎盘的部分，胎宝宝通过它从孕妈妈那里获取氧气和营养物质以及排泄代谢废物。脐带绕颈是指胎宝宝把脐带缠绕到了自己脖子上，这与脐带过长、胎宝宝过小、羊水过多及胎动频繁有关。

胎宝宝出现脐带绕颈是通过超声检测出来的，多数胎宝宝当感到不舒服时能将自己转回来，孕妈妈们不必担心。少部分胎宝宝转不回来，甚至脐带绕颈周数增多，孕妈妈要注意数胎动，当发现胎动过多或过少时，就要及时去医院检查。平时要减少剧烈的活动，过度运动容易让胎宝宝跟着一起动起来，可能会将脐带绕得更紧。在睡眠的时候，尽量采取左侧卧姿势。孕妈妈抚摸肚子时，不要转圈摸，而是上下左右地摸，防止胎宝宝跟着手的姿势进行胎动，找不到回头的方向，就会脐带绕颈了。

脐带绕颈在这个阶段不会对顺产造成绝对影响，胎宝宝后期可能会绕出来，只有在临产前脐带绕颈圈数较多的时候，医生才会评估是否顺产。

拍张大肚照

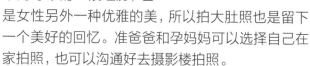

孕 7~8 月是拍大肚照的最佳时候，这个阶段孕妈妈肚皮的高度已经超过胸线的高度，"孕味"十足。此时拍照相较于小月份拍出来更好看，相较于大月份更为安全一些，不容易引起意外情况。孕肚状态是女性不同寻常的一段经历，也是女性另外一种优雅的美，所以拍大肚照也是留下一个美好的回忆。准爸爸和孕妈妈可以选择自己在家拍照，也可以沟通好去摄影楼拍照。

拍照需注意：孕妈妈拍照前一天要养足精神；拍照时间不要过长，避免孕妈妈疲劳；孕妈妈拍摄时不要化浓妆、美甲等；尽可能地选择安静、舒适的环境进行拍摄；拍照动作也不要过大。

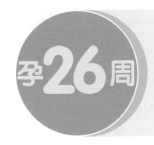

孕26周

孕妈妈这时可能会觉得睡眠浅浅的，心理有点不安。胎宝宝即将到来会给孕妈妈带来对未来的忧虑，这是许多孕妈妈都会有的心态，孕妈妈不要过多地担心，当下要让自己和胎宝宝更愉悦、健康最重要。胎宝宝越长越大，如果准爸爸拿听诊器贴在孕妈妈肚皮下安静地听，能够听到胎宝宝的心跳声。

骨盆测量早知道

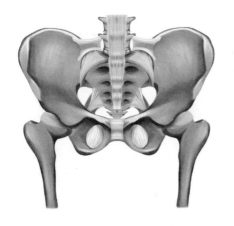

骨盆是连接脊柱和下肢之间的盆状骨架，位于人体最中间的位置。通过对孕妈妈骨盆的测量可以初步判断孕妈妈合适的分娩方式。骨盆测量分为骨盆外测量和骨盆内测量，骨盆外测量在第一次产检时进行，骨盆内测量分为两次，第一次是在孕 28~32 周进行，第二次是在孕 37~38 周进行，同时检查宫颈成熟度。骨盆大小及其形状对分娩有直接影响，是决定胎宝宝能否顺产的重要因素。

盆骨内测经阴道测量骨盆内径，检测者将中指指尖触到骶岬上缘的中点，食指上缘紧贴耻骨联合下缘，测量中指的指尖至此接触点间的距离。盆骨内测会有微痛，孕妈妈放松配合医生就好。

管理体重增长过快

运动

散步是一个很好的运动方式，孕中期的孕妈妈三餐后可以快走 20~30 分钟。一天有不少于 1 小时的快走时间。孕晚期的孕妈妈，可改为 20~30 分钟散步，走路放慢些，舒服即可。此外，孕妈妈可以选择做一些简单的瑜伽和伸展运动，保持肌肉的张力。

饮食

孕妈妈饮食要遵循少油、少盐、少糖、多蛋白质的原则，多食用天然完整、未经加工精致的食物，每天保证 500 毫升饮奶量，可以选用低脂或脱脂牛奶。合理摄入总热量，三大营养比例应为：碳水化合物 40%~50%，蛋白质 20%~25%，脂肪 20%~25%。

心态

体重管理是整个孕期都要留心观察的事。孕妈妈要有正确的意识和健康的管理方法，在保证自己和胎宝宝身体健康的情况下，不要过于苛责自己，保持良好的心态是所有事情的第一步。

做妻子的专属营养师

有些孕妈妈经过上一次产检可能会被告知血压偏高或者血糖偏高抑或是微微贫血，准爸爸在饮食和生活中要多留心，让妻子知道不是她一个人在努力，比如对于血糖偏高的孕妈妈，准爸爸要分辨哪些食物中含糖量高，多了解一些营养学的知识，让妻子吃得健康和开心。

孕妈妈私处清洁要注意

孕中、晚期，孕妈妈私处的分泌物会增多，要注意及时清洁，以防细菌滋生诱发阴道炎。孕妈妈清洁阴部要注意水温适当，控制在 35~40℃，防止水温不当，刺激宫缩，诱发早产。

孕妈妈清洗阴道前应先洗净双手，然后从外阴，大、小阴唇，最后到肛门周围及肛门的顺序清洗。注意清洗外阴，不要清洗阴道内。

孕妈妈每次便后也要冲洗私处，因为大小便容易残留在阴部皮肤上，也需要清洁。孕妈妈清洗私处时只用温水即可，尽量避免使用清洗液，以免出现阴道过敏症状。注意勤换内裤，尽量不使用护垫。因为护垫往往不透气，分泌物堆积容易使细菌滋生。

当孕妈妈发现自己的分泌物颜色变为浓黄色，同时伴有瘙痒疼痛的时候，有可能是阴部感染阴道炎，应去医院进行相关检查。

孕妈妈安心睡眠

孕妈妈保证足够的睡眠有利于胎宝宝正常发育，建议孕妈妈每天晚上 10 点前就寝，睡足 8~9 小时。研究表明，孕妈妈侧卧时，心脏的排血量可增加 22%。尤其提倡左卧位，一般在孕 7 月之后，就要养成左卧位的习惯。

一个睡眠姿势容易疲劳，可以左、右侧卧位交替。其次，不合适的卧具也会导致睡眠质量降低。孕妈妈身体越来越重，会更喜欢柔软的床，但过于柔软的床并不合适，当孕妈妈需要翻身时，就需要使用更多的力气，十分不便。尽量选软硬适中的床。

室内温度保持在 17~23℃，相对湿度在 40%~60% 会更适宜孕妈妈休息，还可配合使用室内空气净化器。

孕妈妈如果尿频，临睡前不要喝过多的水或汤。温热的牛奶有利于安眠，在睡前 1 小时喝为宜。睡前吃适量点心，能防止隔日醒来头痛。白天午睡时间不要过长，保持在 30~60 分钟即可。

学会数胎动

第一次怀孕的妈妈，一般在孕 4~5 月的时候可以感觉出胎动。开始有点若有若无的感觉，到后期胎宝宝的胎动会越来越有劲，也越来越规律。从孕 28 周起，胎宝宝逐渐开始养成比较规律的作息节奏，孕妈妈要养成每天数胎动的习惯。

每天数胎动很重要

每个胎宝宝都有自己的活动规律，胎动减少或频繁与胎宝宝健康与否有直接的关联性，比如当胎宝宝缺氧时，胎动就会发生变化，可能过于频繁，也可能明显减少。当胎动出现明显异常的情况，胎心在 24~48 小时内还维持在正常水平，这时及时就医可以通过手术来挽救。孕妈妈和准爸爸要了解自己宝宝胎动的规律，每天按时坚持数胎动是保护胎宝宝的最好方式。

数胎动注意事项

孕妈妈姿势：孕妈妈数胎动时，要在安静的环境下静坐或侧卧，思想集中，心情平静地将手放在肚子上，每感觉到一次胎动，做一个记号。

胎动节奏：有些胎宝宝动起来时间会比较长或者断断续续地动，时间间隔比较短，这都只能算 1 次胎动。如果每次胎动的时间间隔超过 2~3 分钟，那么就算是多次。

胎宝宝个体差异较大，胎动次数不一，但只要胎动次数有规律，就说明胎宝宝发育正常。另外，随着妊娠周数的增多，胎宝宝变大，子宫内活动空间减少，所以胎动会变少。

正确数胎动的方法

固定时间测胎动：胎宝宝的睡眠周期一般为 20~40 分钟，孕妈妈和准爸爸可以在早晨 8~9 点、中午 1~2 点、晚上 8~9 点各测一次胎动。这个时候孕妈妈刚吃完饭，血糖水平较高，胎宝宝也有了力气，胎动会比较活跃。胎动次数每小时应 3~5 次，将 3 次测得的数值之和乘以 4，就是 12 小时的胎动数，所以 12 小时应该有 30~40 次。假如 12 小时内胎动频次低于 20 次，说明胎宝宝可能出现异常；低于 10 次，胎宝宝就很危险，应立即到医院咨询医生。

胎动次数计算法：记录 10 次胎动一般在 2 小时左右。如果超过 2 小时都未达到 10 次或者胎宝宝动得太活跃，孕妈妈要警惕。

乳房护理要注意

　　孕 16 周后，有些孕妈妈乳房会流出黄色的液体，这就是初乳。越到后期孕妈妈的乳晕颜色越深，乳房变大，乳房表面皮肤会比较干燥，缺乏弹性。孕妈妈要了解一点乳房护理的方法。

清洗： 孕妈妈可以用毛巾蘸温水擦拭乳头及周围的皮肤，再涂上护理油，避免乳头皲裂。但切忌经常清洗乳头，尤其是用肥皂清洗，以免破坏乳头上的保护层，使乳头上皮变得干燥，导致损伤。

热敷： 用热毛巾对清洁好的乳房热敷 3~5 分钟。

按摩： 给乳房做按摩操，能保证乳腺管畅通，加强产后的泌乳功能。

养护： 按摩结束后，给乳头涂抹润肤霜或橄榄油，以保护乳头的皮肤。

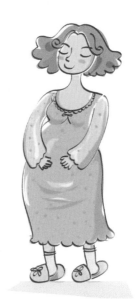

乳房按摩手法

1. 用一只手握住乳房，另一只手的拇指贴在乳房侧面画圈，用力摩擦。

2. 按摩乳房，一只手固定住乳房，从下往上推；另一只手稍微弯曲地贴在支撑着乳房的手的外部，用力往上推，再放下。

3. 用手掌托撑乳房，另一只手的小拇指放在乳房正下方，用力抬起。

关注乳房健康

注意睡姿： 孕妈妈乳腺比较发达，所以睡觉的时候不要压着乳房，可以采取左侧卧的姿势。孕妈妈如果发现有黏性的液体，这可能就是被挤出的乳汁。

不要刺激乳头： 孕妈妈乳头变得敏感，因此护理乳房时，不能长时间地刺激乳头，按摩 1~2 分钟为宜。性生活时也要注意不能刺激乳房，容易引起宫缩。

内衣合适： 孕妈妈的乳房越来越丰满，需要及时调换尺寸合适的内衣。最好选择能轻松地包裹、支撑乳房的半杯型胸衣，还可以防止乳房下垂。

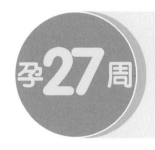

孕27周

孕 27 周，孕妈妈的子宫上缘移至肚脐以上 7 厘米左右，肚子继续增大。孕妈妈常常会胸闷气喘，有时也会做噩梦，睡眠质量有所下降。这都属于正常现象，孕妈妈要放松心情，消除精神负担。这周胎宝宝的味觉开始形成，能够分辨味道，常常喜欢吮吸自己的手指，眼睛可以分辨明和暗，这时给胎宝宝进行美学胎教最好不过了。

孕妈妈胸闷气喘怎么办

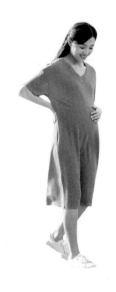

孕中晚期，孕妈妈会感到呼吸困难，有些气喘。这是因为胎宝宝正常发育，氧气需求日益增加；另一方面，不断增大的子宫挤压孕妈妈的肺部，导致孕妈妈有呼吸困难的感觉。排除一些病理性气喘原因，如严重贫血、高血压等，以上两种都是正常的情况。注意孕妈妈不要自己在家吸氧，必要时去医院在医生的指导下吸氧。

孕妈妈适当减少运动量，避免到人流集聚地，可以到环境比较好的地方散步，呼吸新鲜空气。建议孕妈妈减少糖分的摄入，增加蛋白质的摄取，可以缓解身体的虚胖、水肿的情况，同时适当补充维生素 B_6，可以改善胸闷的情况。孕妈妈注意采用左侧卧式睡眠姿势，如果孕妈妈躺下来反而更喘不上来气，可以尝试垫高枕头，半躺着睡。

孕妈妈生活细节

不穿带鞋带的鞋子

如果孕妈妈鞋带开了，无论是弯腰系鞋带，还是没发现踩着鞋带走路，都是不方便而且危险的事情。孕妈妈最好选择不系鞋带的鞋子，穿鞋时可以坐着或者扶墙，注意要平衡好身体重心，保证安全。

注意腹部保暖

大多数孕妈妈比较畏寒，尤其是孕期受寒会导致孕妈妈血管收缩，造成身体不适。孕妈妈要注意身体的保暖，尤其是腹部。冬季天气寒冷，可以使用热水袋，但要避免温度过高。

保证充足的睡眠

睡眠中孕妈妈的脑下垂体会不断产生促进胎宝宝生长的激素，这种激素是胎宝宝成长发育不可或缺的。孕妈妈吃过饭后，身体获得了营养与热量，这个时候不妨小憩片刻。

准爸爸心情也会有点糟

在孕妈妈怀孕的这段时间，准爸爸体内的激素也会发生一些变化，甚至也会出现呕吐、焦虑、抑郁、暴食等症状，有些准爸爸会出现如妊娠般随之隆起的腹部，这些症状被称为"拟娩综合征"，通常在孕妈妈产后症状就会消失。孕妈妈要和准爸爸一起托起一个天使的到来，所以夫妻之间要多交流沟通，准爸爸也需要家人的理解和支持。

孕妈妈洗澡安全准则

孕妈妈肚子越来越大，洗澡也变得有点艰难，孕妈妈洗澡时要注意安全。

水温恒定：洗澡时的水温比孕妈妈体温相比要差不多或稍微偏高点，以 38~42℃ 为宜。

注意时间：孕妈妈洗澡时间应在 10~20 分钟，不要过长，因为浴室往往狭小，时间久了孕妈妈容易缺氧、头晕。往往孕妈妈出现晕厥症状时间较快，如果不及时到场地宽阔处会很危险。

注意方式：孕妈妈洗澡时最好选择淋浴，不要泡在水里。孕妈妈怀孕后，阴道对外来病菌的防御力降低，泡在水里或者坐浴容易使浴后脏水进入阴道，引发宫颈发炎等。此外，可在浴室地板上铺防滑垫，以防止孕妈妈淋浴时脚滑。

注意感冒：孕妈妈洗完澡后，要及时擦干头发及身体，将衣服穿好后再走出浴室，以免浴室内外温差太大而着凉。

轻搓肚子：胎宝宝这时对外界的刺激比较敏感，无论是声音还是动作，都可能引起他活跃的胎动。孕妈妈用力搓肚或圆圈式搓肚可能会增大胎宝宝脐带绕颈的概率，因此要少搓肚子。

胎位不正怎么回事

孕 7 月产检时会检查胎位是不是正，为生产方式做好初步预测。常见的胎位有三种。

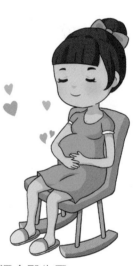

头位：胎宝宝头部向下，屁股在上面，进入孕妈妈的骨盆。头位为正常的胎位。

臀位：胎宝宝的头部朝上，臀部朝下。臀位又包括足先露、单臀先露和混合臀先露。

横位：胎宝宝横在孕妈妈的肚子里，分娩时首先娩出的是胎宝宝部分手或肩，横位的发生率较低，但危险性最高。这种胎位无法顺产。

如果胎位不正，孕妈妈也不要担心，由于这个阶段羊水相对较多，胎宝宝比较小，在子宫内的活动范围较大，位置不容易固定。所以，即使检查出胎位异常，仍有自然翻转的可能，到孕后期再次检查时可能情况会发生变化。如果这时检查出胎位不正，孕妈妈可以根据医生建议做一些运动。

孕**28**周

孕妈妈这时由于腹部增大，会很容易感到疲劳。脚肿、腿肿、静脉曲张等情况会加重孕妈妈的不适。离分娩已经不是很遥远了，相信这些症状产后就会消失，孕妈妈不必过于担忧。这个时期的胎宝宝能够睁开眼睛，而且肺部能够有自主呼吸运动了。这时胎宝宝提前出生，也可以适应外面的世界。如果胎宝宝活泼爱动，孕妈妈可以听一些节奏舒缓的音乐。

分辨真假宫缩

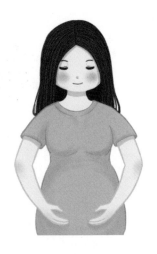

假宫缩： 在孕中期，孕妈妈可能每天会有 3~5 次宫缩，这时会感到肚子硬硬的，但不久就会消失。假宫缩是不规律的，时间长短不一，通过按摩或者休息的方式可以缓解，而且子宫口不会开大。假宫缩一般不伴有疼痛的症状，属于一种产妇的生理性宫缩。

真宫缩： 真宫缩的特点是带有疼痛感，并且是有规律的收缩。真宫缩的时间越来越长、间隔时间越来越短、阵痛强度越来越强。每次持续 30 秒以上，宫缩间隔为 5 分钟，而且这种情况会一直持续 1 小时。这种情况表示要分娩，孕妈妈应及时去医院。

营养补充要点

DHA

孕 5~7 月是胎宝宝大脑发育的黄金期，而且这时候胎宝宝视网膜也在形成中，孕妈妈要多吃一些补脑的食物，促进宝宝大脑和视网膜发育。孕妈妈每天摄入 DHA 应不低于 300 毫克。在饮食上可以选择吃些核桃、坚果、深海鱼等。

卵磷脂

卵磷脂属于高级神经营养素。孕妈妈适当补充卵磷脂有利于胎宝宝大脑细胞膜的生长，可以让胎宝宝的发育更完善。蛋黄、大豆和动物肝脏的卵磷脂含量较高。孕妈妈每天应摄入大约 500 毫克卵磷脂为宜。

B 族维生素

B 族维生素能够促进蛋白质、脂肪酸代谢合成，可以预防胎宝宝的神经管畸形。B 族维生素在体内停留的时间比较短，所以必须每天补充。孕妈妈受体内激素波动的影响，情绪也会有波动，适当补充 B 族维生素会大有好处，如食用深色蔬菜、牛奶、谷类食物等。

和妻子一起学习分娩知识

马上就要进入孕晚期了，离孕妈妈分娩越来越近，夫妻二人要开始为分娩做准备了。比如可以看一些有关分娩知识的书籍，了解分娩过程。如果有兴趣还可以参加分娩培训，消除妻子对分娩的恐惧，这对将来的分娩都是有积极作用的。

美学胎教做起来

孕 7 月，胎宝宝的各种感官发育基本完成，此时孕妈妈对胎宝宝多进行美育胎教再好不过。欣赏美，本身就是一种能力。孕妈妈要多欣赏美的事物，可以参观美术馆、博物馆或者在家看一些文学作品等，细细体会。孕妈妈将感受到的美通过神经传导给胎宝宝，那些绚丽的色彩和平和的心态也能让胎宝宝陶醉其中。

美可以有多种形式，不仅仅拘泥于艺术的熏陶之中。田园山川是美，流光溢彩亦是美，关键是孕妈妈要有对美的感悟力和发现美的眼睛。孕妈妈应多到大自然中去饱览美丽的景色，这样也可以促进胎宝宝大脑细胞和神经的发育。

孕妈妈的生活也是一种优雅的美，有些孕妈妈为失去了苗条的身材或者身体长了妊娠斑而痛苦，其实这是每一位孕妈妈都要经历的。孕妈妈要心态淡然，孕期也可以打扮得很漂亮。孕妈妈将美的感受通过神经传递给胎宝宝，就可以做好美育胎教。

真假乳头凹陷

孕妈妈乳头向内凹陷，称为乳头凹陷。乳头凹陷分为真性凹陷和假性凹陷，主要在于乳房的伸展性。如果用手通过牵拉刺激能使乳头突出就称为假性乳头凹陷，如果不能纠正就是真性乳头凹陷。乳头凹陷分为三种程度。一度为部分乳头凹陷，可以轻易挤出；二度为乳头完全凹陷，乳头较正常乳头小，可以挤出但不能持久；三度为乳头完全埋藏在乳晕下方，无法挤出。由于在孕期牵拉乳头可能引起宫缩，因此纠正乳头内陷，建议孕妈妈从按摩开始慢慢牵拉乳头。按摩牵拉时注意力度，在孕妈妈耐受范围内进行。

"十字操"： 以乳头为中心，双手食指放在乳晕左右两旁，先略向下压，再向两旁推开，然后再推回；再放在乳晕上下两旁，重复以上操作；最后向外牵拉乳头。

建议： 每天 2~3 次，每次 10 分钟。使用橄榄油保护乳头。

预防早产最重要

一般将胎龄小于 37 周出生的、体重小于 2.5 千克的新生儿叫作早产儿。孕 7 月左右是预防早产的重要阶段，大多数早产发生在孕 28~37 周。早产儿尚未充分发育，对疾病几乎都没有抵抗力，孕妈妈一定要预防早产。

早产的征兆

引起早产的原因很多，子宫收缩是早产最明显迹象。在孕 28~37 周，孕妈妈如果出现有规律的宫缩，且频率逐渐增加，达每小时 3 次以上，通常每次持续 30 秒以上，就要十分注意。见红是分娩前的主要征兆，孕妈妈私处出现鲜红色或褐色血丝的黏液分泌物，多是早产的信号。早期破水是孕妈妈阴道有类似尿液的液体流出，而且不受控制。孕妈妈应躺下休息，垫高臀部，以免羊水流出过快造成胎儿缺氧，并尽快到医院准备分娩。此外，孕妈妈出现腹泻、小腹隐痛，腹部肌肉感觉发硬，也有可能早产。

如果是双胎、多胎或者羊水过多或过少、胎盘异常，如胎盘前置、胎盘早期剥离等都会容易引起早产。孕妈妈如果有严重贫血、妊娠期高血压或者子宫畸形、子宫颈松弛并剧烈活动、过度劳累、情绪剧烈波动，以及吸烟、饮酒等状况时都有可能引起早产。这个时候比较敏感且特殊，任何情况都不能放松警惕。孕妈妈一定要定期产检，及时发现问题。

如何预防早产

早产是可以预防和治疗的，如果胎膜没破，医生会选择抑制宫缩，尽可能延长孕周，避免早产。在医生建议下，孕妈妈可以服用抑制宫缩的药。

减少性行为：如果有早产的征兆，孕妈妈和准爸爸要避免性行为。孕期性行为容易引起孕妈妈宫缩，进而导致早产。

保持良好的卫生：孕妈妈应每天清洗私处，避免泌尿生殖道感染，否则容易造成宫颈炎，造成胎膜早破。

调节情绪：紧张、焦虑等情绪会引发早产。这些情绪能改变免疫功能的神经内分泌调节作用，使机体对羊膜腔内感染或炎症的易感性增强。

避免劳累：孕妈妈要避免到人多拥挤的地方去。尤其是诊断为子宫颈张开的孕妈妈要特别注意，不要有大幅度的动作，运动以散步为主，避免久蹲久站。

留意异常宫缩：进入孕 7~8 月时，一天内子宫可能会有 3~5 次的收缩，属于正常现场。如果出现异常，宫缩频繁，孕妈妈要重视起来。

早产宝宝存活率也很高

在医学上，孕 37 周之前出生的宝宝称为早产儿。随着科技的发展，早产儿的存活率不断提高。孕 28 周的早产儿，存活率能够达到 85 %。这时候宝宝的肺部发育基本成熟，使用呼吸机，就能让宝宝很好地存活下来，宝宝会逐渐过渡到用自己的肺部呼吸。

80% 以上的早产儿是可以跟足月出生的宝宝一样健康成长的。早产的宝宝能否存活，一般取决于心肺功能的发育程度。孕 23~24 周胎宝宝肺脏发育成形，但不具备呼吸功能，孕 28 周，肺部基本具备了呼吸功能。当到孕 34 周时，胎宝宝各系统基本发育成熟，这时的早产儿存活率能达到 90% 以上。

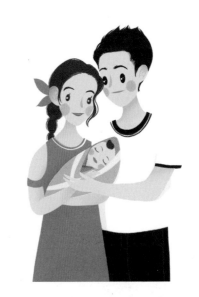

给宝宝准备日用品

胎宝宝即将加入这个家庭中，孕妈妈和准爸爸要提前为他置办一些日用品。如果孕妈妈身体不方便到商场购物，准爸爸就要多承担一些购买任务了。

衣服：建议提前为宝宝买 2~4 件连体衣，穿连体衣，宝宝肚脐处不容易着凉。宝宝发育很快，可能 1 个月后最初的那件就不能再穿了，可以买 2 个尺寸的。注意要选择适合宝宝出生季节穿的衣服。

隔尿垫、纸尿裤：隔尿垫能有效隔离尿液，使下边的褥子不被尿液浸湿。宝宝则出生的几天，最好不要用纸尿裤，因为宝宝的皮肤比较脆弱，还不能适应。随着宝宝月龄的增加，再给宝宝用纸尿裤。因此前期要备一些隔尿垫，同时也要备一点纸尿裤。

奶粉：新妈妈产后 2~3 天可能奶水还没有下来，所以要给宝宝准备一罐初月龄的婴儿奶粉，保证宝宝的口粮。之后，宝宝如果喝这款奶粉没有不适，最好只买这个牌子，所以孕妈妈和准爸爸要选好正规牌子的奶粉，不要轻易选择看似奶粉的功能性奶粉。

包被：宝宝刚出生的时候需要用包被包好。选择包被时以轻柔透气的为宜，买回来后要检查是不是有多余的线头，及时剪掉，避免缠住宝宝的手脚。

婴儿床：婴儿床可以从小培养宝宝独立睡觉的好习惯，也能保证宝宝睡眠安全，不被大人压到。购买婴儿床，安全要放在第一位，最好选择实木的，结实而且耐用。边角要弧形的，高度合适，围栏固定，栏距不能大于宝宝的头。

痱子粉或护臀膏：宝宝的屁股出湿疹，或者天热时起痱子可以涂一些。注意宝宝是不能用风油精、花露水的。

恒温水壶：温度定在 39~42℃，无论新妈妈喝水还是冲奶粉都是最适合的。

其他：准备薄袜子。宝宝的脚还是比较重要的，不能受凉。还有帽子，如果需要出门，最好给宝宝戴上帽子，因为此时宝宝囟门还没闭合，应避免吹风。

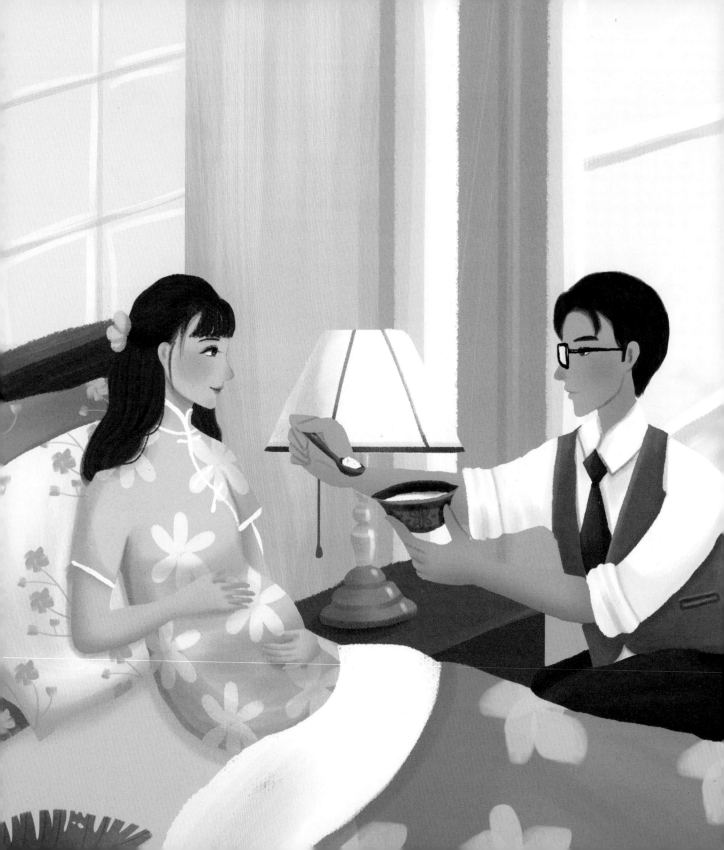

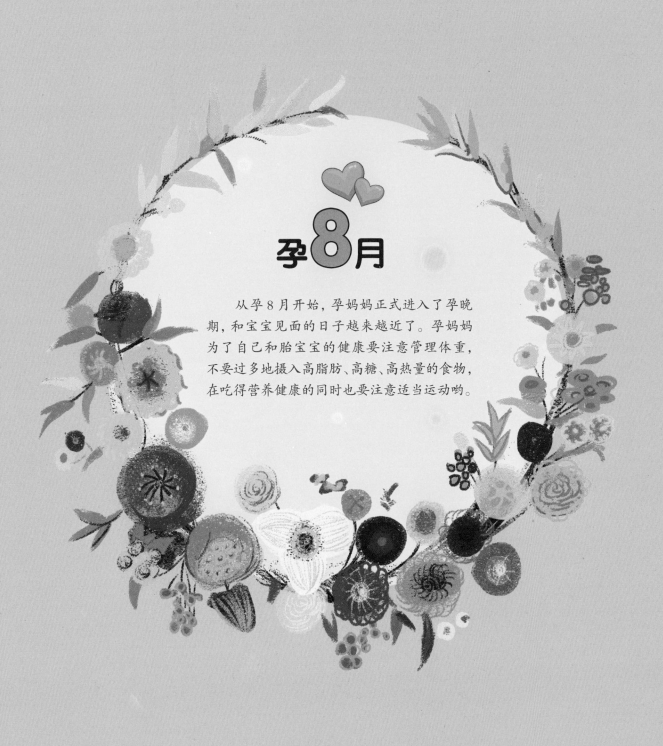

孕8月

　　从孕8月开始，孕妈妈正式进入了孕晚期，和宝宝见面的日子越来越近了。孕妈妈为了自己和胎宝宝的健康要注意管理体重，不要过多地摄入高脂肪、高糖、高热量的食物，在吃得营养健康的同时也要注意适当运动哟。

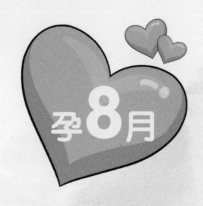

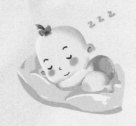

准爸爸要主动积极地学习临盆的护理知识，多熟悉一些不同情况的处理方法。越到后期，孕妈妈身体和心理承受的压力越大，准爸爸要宽容妻子的情绪波动，鼓励妻子适当运动。

孕8月，孕妈妈的肚子非常大了，活动会非常不方便，但是也应该适量地运动。孕妈妈的内脏被往上推挤，心、肺受到压迫，时常会喘不上气。胃部也会受到挤压，因而易食欲不振。

准爸爸

孕妈妈

营养重点

胎宝宝

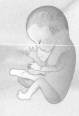

此阶段胎宝宝的身长为41～44厘米，体重1600~1800克。胎宝宝基本发育完全，随着皮下脂肪出现，身体逐渐丰满，皮肤红润，但脸部仍然布满皱纹。胎宝宝神经系统开始发达，对体外强烈的声音会有所反应，也会睁开眼睛寻找孕妈妈腹壁外的光源。

孕8月，胎宝宝体重迅速增加，孕妈妈体重也会稳步上升。孕妈妈每天除了正常的饮食，需要适当提高碳水化合物、蛋白质、脂肪在饮食上的比例，满足胎宝宝生长的热量需求。同时要注意主食粗细搭配，也要注意不能营养过剩，以免体重增加过快。适当减少水分与盐分的摄取量。

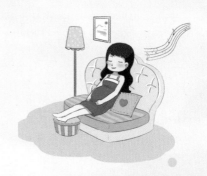

在孕晚期，孕妈妈容易陷入"神经过敏"的状态，往往难以成眠。孕妈妈要经常对自己进行积极的心理暗示，平时应多休息，不可过度劳累，缓解紧张情绪。孕妈妈可以试着转移注意力，听听音乐、下下棋。

在孕28周以后，产检将由原来的每月检查一次改为每半个月检查一次。除了常规检查外，孕妈妈要继续关注是否血压偏高，以及尿蛋白、全身水肿等情况。

心理建设

产检提示

特别注意

快乐胎教

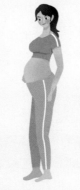

孕妈妈身体负担越来越重，要避免剧烈的运动，不要攀高。准爸爸和孕妈妈要每天监测胎宝宝胎动情况。孕妈妈和准爸爸在孕晚期也要学习一些分娩的知识，坚持对乳头进行养护，涂一些润肤油。控制脂肪和淀粉的摄入，多吃蔬菜和水果。

胎宝宝的身体各个器官和系统都逐渐发育成熟，对外界刺激的感知能力也越来越敏感，能积极地回应来自爸爸妈妈的抚摸和声音。这个时候可以将胎教内容丰富起来。

孕妈妈是不是会有一丝紧张感或者焦虑呢？这是因为孕晚期身体各种不适的症状和激素的变化，让你的情绪会再次不受控制地发生波动。孕妈妈生活节奏要放缓，适当做一些运动，也要注意休息。胎宝宝这时大脑还在迅速发育，头和身体的比例逐渐协调，听觉系统也发育完成，胎宝宝在妈妈肚子里可以变换体位，因此这时体位还不固定，孕妈妈不要过于担心。

室内养殖花草要注意

很多家庭喜欢用植物来装饰空间，植物可以净化环境，还能愉悦身心。不过，有些植物会让孕妈妈产生不适，不适合在孕期内种植。

夜来香不仅香味过浓，而且属于耗阳性植物，放在室内会和孕妈妈抢夺氧气。

丁香花在花期芳香怡人，但它释放出来的废物容易引起孕妈妈头晕、失眠。

兰花、百合花香味淡雅，但它们的花香中含有一种兴奋剂，容易让孕妈妈心神不宁。

含羞草中含有一种含羞草碱，它是一种有毒的有机物，如果孕妈妈过多地接触，会引起头皮脱落或其他不适的症状。

紫荆花的花粉容易引起皮肤过敏，如果人接触了，会诱发哮喘或使咳嗽症状加重。

另外，如夹竹桃、一品红、杜鹃、月季、万年青等都不适合在室内种植。孕妈妈可以选择吊兰、绿萝、芦荟、仙人掌等这一类花草进行种植。

孕妈妈营养重点

碳水化合物

人体所需的能量有 70% 来自碳水化合物。胎宝宝现阶段在肝脏和皮下储存糖原及脂肪，孕妈妈需要摄入充足的碳水化合物，以保证热量的充足供给，不然就容易导致蛋白质缺乏。孕妈妈结合自己的体重，每日摄入碳水化合物控制在 200~450 克。

铁

孕期贫血很常见，尤其是孕晚期，胎宝宝的脾脏发育成熟后也要储存一部分铁。如果孕妈妈出现贫血，宝宝在婴儿期也容易出现贫血。在孕妈妈出现比较严重的贫血前，孕妈妈遵医嘱吃些补铁剂，平时要注意补充适量维生素 C，促进铁吸收。

α - 亚麻酸

α-亚麻酸是构成人体脑细胞和组织细胞的重要成分，有益于胎宝宝大脑的健康和智力的发育，使其神经细胞成熟度提高，还能够保护眼睛。孕妈妈应多吃一些坚果，如核桃仁、松子仁等。

准爸爸宽容孕妈妈的小情绪

孕晚期，孕妈妈加重的身体负担会导致很多不适，心情变得烦躁，难免会向自己最亲近的丈夫抱怨或者发脾气。准爸爸是孕妈妈心理上的依靠，要多宽容这个时候另一半的牢骚和抱怨，试着转移妻子的注意力，比如你们一起讨论给男宝宝起什么名字，给女宝宝起什么名字，缓解妻子的小情绪。

准爸爸按摩益处多

到了孕晚期，孕妈妈身体的酸痛更加明显，准爸爸不仅需要在言语间多给孕妈妈鼓励和支持，还有更"讨巧"的方法就是按摩。准爸爸定期给孕妈妈按摩不仅能促进血液循环、减缓不适，而且"伴侣按摩"有助于孕妈妈舒缓神经，改善情绪和睡眠问题。研究表明，定期接受按摩的孕妈妈尿液中激素含量低，能够降低早产率。准爸爸按摩不必寻找穴位，只要能促进孕妈妈颈部、肩部、背部血液循环即可。

按摩时准爸爸双手搓热，帮孕妈妈涂上润肤乳，按摩时注意动作轻柔，避免按摩腹部、大腿内侧、乳头，以免引起宫缩。按摩时间在 15~30 分钟为宜。孕中期每周按摩 1 次，孕晚期可以每周按摩 2 次或 2 次以上。

坚持运动缓解不适

孕晚期，孕妈妈容易产生疲惫感，并且由于身体越来越不便，更喜欢让自己侧卧着。孕妈妈在孕晚期适当锻炼身体，比如散步等，能够缩短生产产程，对自身的身体健康有益。而且合适的运动也是缓解身体不适的方法之一。

缓解腰酸：孕妈妈仰卧，双腿弯曲。脚平放床上，利用脚和臂的力量轻轻抬高背部，以缓解腰部不适的症状。

缓解颈部不适：孕妈妈仰头朝天空 45°，用下巴慢慢地写自己的名字或者写"米"，每天锻炼 10 分钟，孕妈妈仰头时尽量头向后仰，侧头时也尽量多侧一点，感觉颈部被拉伸。

缓解腿脚水肿：孕妈妈坐在床上，抬起右脚转动脚踝，然后换左脚转动脚踝，重复 10 次。

缓解背部不适：孕妈妈跪姿，使用猫式瑜伽姿势，双手、膝盖支撑身体，吸气时将背部向上拱起，头部尽量埋于身体之间，呼气时抬高头部，背部凹陷，重复 5~10 次。

孕30周

孕妈妈乳房高高隆起，乳晕变暗，腹部以及大腿皮肤上的一条条淡红色的斑纹更加增多、明显。它们或许有些不好看，但孕妈妈不要因为这些而影响心情，坦然地适应这些变化。胎宝宝由于身体的生长，占据子宫的空间越来越多。这个时候胎动逐渐减少，但只要胎宝宝活动规律就不用担心。

胃烧灼破解之法

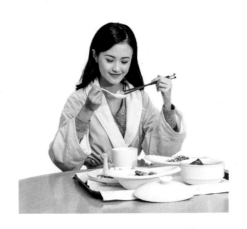

到了孕晚期，有很多孕妈妈在吃饭后会感到胃部有灼烧感，没有胃口。尤其在晚上，灼烧感会影响孕妈妈的睡眠质量，这是因为子宫增大，胃排空的速度减缓，导致胃液在胃中的滞留时间变长。灼烧感一般出现在胸骨的底部和咽喉的下方之间，随着孕周数增加情况会加重，而且通常发生在饭后。

孕妈妈饭后喝一小杯水，稀释和冲走可能反流至食管的胃酸。吃饭后不要立即卧床，保持直立姿势可以缓解胃灼烧感。少食多餐，使胃部不要过度膨胀，多吃一点富含维生素 C 和 β -胡萝卜素的水果和蔬菜。睡觉前可以喝一杯热牛奶，也可以缓解灼烧感。

孕妈妈生活保健

消水肿

孕期水肿是很常见的，孕妈妈每天睡前可以温水泡脚，通过按摩来缓解水肿。少吃高盐的食物，调味料的钠含量也是比较高的，应尽量少吃。如果是职场妈妈，坐着的时候脚下踩个小凳子。在饮食上多吃冬瓜，或者煮绿豆汤、红豆汤。

不憋尿

子宫在压迫到膀胱以后，膀胱中有一点尿液就会让孕妈妈有想去厕所的感觉。因此孕晚期孕妈妈会尿频甚至尿失禁，孕妈妈不要憋尿，有尿意应及时上厕所。排尿时身体前倾，有助于彻底排空膀胱内液体残余。

控体重

孕妈妈要注意体重不能严重超标，否则生产也会有困难。在日常饮食上一定要注意控糖，糖分超标容易得妊娠期糖尿病。孕妈妈可以把主食换成糙米和藜麦，不仅营养价值高还可以预防便秘。

家人陪同孕妈妈一同出行

孕妈妈适应环境的能力远不如平时，这个阶段的胎宝宝已经发育比较成熟，孕妈妈肚子比较大，行走也比较困难，不适合远行了。孕妈妈每次出门散步或者逛街最好在有家人陪伴的情况下进行，如果孕妈妈在出行的过程中出现磕伤、碰伤等状况，家人也能在第一时间帮助孕妈妈解决。

孕妈妈身体的各种痛

孕晚期，孕妈妈身体不再感到轻松，一些疼痛随之而来或者加剧。大部分疼痛是生理性的，孕妈妈无须太担心。

症状	原因	改善方法
外阴痛	孕晚期外阴部肿胀，皮肤发红，走路时外阴部伴有疼痛。可能是阴道炎，也可能是生理上的疼痛	做好外阴的清洁卫生工作，避免细菌感染。孕妈妈不要久坐或久站，不用过热的水洗澡
腹痛	子宫迅速增大，子宫四周的韧带由原来的松弛状态变为紧张状态，由此可引起腹部胀痛	如果没有阴道出血、破水的症状出现，胎动正常，孕妈妈不要过于紧张，这只是正常的子宫收缩。腹痛来临的时候多注意休息即可
坐骨神经痛	胎宝宝不断长大，下降到骨盆，压迫坐骨神经	不要以同一种姿势站着或坐着超过 30 分钟。游泳可以减轻孕妈妈坐骨神经的压力
骨关节痛	水肿严重时，压迫神经，导致骨关节痛。孕妈妈摄入钙、磷和维生素 D 不足的话，骨关节容易疼痛和产生肌肉痉挛	孕妈妈从孕早期开始就要适当地补充维生素 D 和钙。产生和水肿有关的骨关节疼痛时，要注意休息，适当运动增加静脉和淋巴液的回流

本月胎教学什么

孕 8 月，胎宝宝的神经细胞逐渐成熟，记忆力增强，听觉更加完善。这个时期，孕妈妈看到的、听到的、感觉到的一切信息，都可以作为胎教的内容。孕妈妈在进行语言胎教时不需要斟酌，事事都可以作为和胎宝宝交流的题材，把所见的事物和场景绘声绘色地说给胎宝宝；另外，好听的音乐、轻柔地抚摸，也是这一阶段胎宝宝喜欢的方式。有时候孕妈妈什么也不做，只是静静地看书也是一种很好的胎教方式。看书会使心情愉悦，精神得到另一种方式的放松。注意不宜阅读悲情小说，容易使孕妈妈陷入低落的情绪。

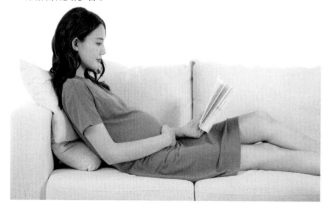

产检重点——胎心监护

胎心监护是从孕 32 周以后就要增加的产检项目。如果孕妈妈有妊娠综合征，会在孕 28 周开始做胎心监护。胎心监护可以动态了解胎宝宝在一段时间内的活动状况。

胎心监护的方法

胎心监护是孕晚期医生评估胎宝宝健康状况的重要方式。胎心监测仪有两个探头，一个是放在孕妈妈肚脐上的压力探头，可以感受宫缩压力和胎动；另一个是放在肚脐下的胎心率探头，通过监测仪把胎心的跳动描录成一条连续的动态曲线。一般胎心监测至少要在 20 分钟以上。在 20 分钟内有 3 次胎动，胎动时胎宝宝心跳每分钟加速 15 次，且持续时间达 15 秒即为正常。如果没有胎动或胎动过少，表明宝宝缺氧或在睡觉。孕妈妈需要过一会儿再来做测试，如果 2 次数据都不理想，医生会安排孕妈妈住院观察。为避免交叉感染，孕妈妈可以自己购买胎心监护带，拿到医院做检查。

胎心监护的注意事项

选好时间： 每个胎宝宝胎动的时间规律不同，孕妈妈尽量选择胎宝宝活动的时间去做胎心监护。如果胎宝宝不动或者正在睡觉，孕妈妈需要等 1 小时才能再次监测。

不要饿肚： 孕妈妈饿着肚子的时候胎宝宝也会懒得活动。孕妈妈可以随身带一点小零食，当身体糖分高的时候，胎宝宝也会爱动一点。

情绪平稳： 胎宝宝会受到孕妈妈情绪波动的影响，因此在做胎心监护的时候，孕妈不要太紧张，避免因焦躁导致胎宝宝心跳过快，影响结果准确性。

不要穿裙子： 孕妈妈做胎心监护时需要露出肚皮绑上胎心监护带，而且时间可能长达 20~40 分钟。如果穿裙子，孕妈妈可能会觉得不太方便。建议孕妈妈最好选择穿分体的衣服。

每天数胎动： 胎心监护结束后仍然需要孕妈妈坚持每天在家数胎动，确保胎宝宝活动正常。

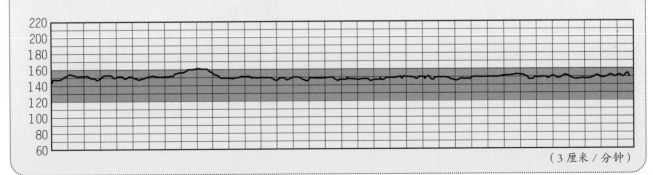

（3 厘米 / 分钟）

看懂胎心监护单

胎心监护报告单包括: 胎心基线、基线变异性、周期性变化、宫缩、胎心率变化趋势。

看胎心基线

胎心率的正常范围是 110~160 次 / 分钟。

如果是持续 10 分钟低于 110 次 / 分钟，可能是胎宝宝存在宫内缺氧的问题，要及时检查。

如果持续 10 分钟高于 160 次 / 分钟，孕妈妈的身体情况或服用药物也会使胎心加速。

看振幅的范围

振幅是观察胎心率变化的幅度大小，胎动时心率会上升，出现一个向上突起的曲线，胎动结束后会慢慢下降。健康胎宝宝的曲线是会有波动的。

胎心加、减速

健康的胎宝宝胎动时心跳会增加，报告图中显示为持续大于或等于 15 秒的上升曲线心跳，如果心跳减慢说明胎宝宝异常。

学学拉玛泽呼吸法

拉玛泽呼吸法: 这个方法可以缓解孕妈妈分娩疼痛。在分娩过程中，将注意力集中到呼吸上，从而减轻生产痛感，帮助孕妈妈克服恐惧，轻松生产，非常实用。孕妈妈可以在孕晚期多加练习，形成肌肉记忆，熟练呼吸技巧，到时候可以轻松应对。拉玛泽呼吸法包括 5 个动作，胸腹呼吸法、轻浅呼吸法、浅的呼吸法、吹蜡烛运动和用力推。

准备阶段: 孕妈妈可以在客厅或床上盘腿而坐，放一段舒缓的音乐，让自己的身体放松下来。训练时要特别注意，孕妈妈感到有些累了就停下来。

动作	时段	方法	说明
胸腹呼吸法	宫口扩张至 2~3 厘米时 子宫每 5~6 分钟收缩一次，每次收缩约 30~60 秒 随着宫缩的节奏来调整呼吸	用鼻子慢慢吸气，同时感觉胸部微微凸起，再用嘴缓缓吐气，胸部恢复原位，腹部始终保持放松状态	孕妈妈可以通过这种方式准确地给医生或家人反馈宫缩的情况
轻浅呼吸法	宫口扩张至 3~9 厘米时 子宫每 2~4 分钟就会收缩一次，每次持续约 45~60 秒	随着子宫开始收缩，采用胸式深呼吸，当子宫强烈收缩时，采用浅呼吸法，收缩开始减缓时恢复深呼吸	练习时连续 20 秒
浅的呼吸法	宫口扩张至 7~10 厘米时 子宫每 60~90 秒钟就会收缩一次，子宫的每次收缩维持在 30~90 秒	孕妈妈先将空气排出后，深吸一口气，接着快速做 4~6 次的短呼气，感觉就像在吹气球	孕妈妈练习时每次呼吸能够稳定到 45 秒，并逐渐加长，直到 90 秒为止
吹蜡烛运动	第一产程的最后使用，不需太用力	孕妈先深吸一口气，接着短而有力地哈气；可以浅哈 4 次，接着一次吐出所有的气	练习时保持 90 秒
用力推	宫口全开，胎宝宝即将娩出	下巴前缩，略抬头，用力使肺部的空气压向下腹部。需要换气时，保持原有姿势，马上把气呼出，同时马上吸满一口气，继续憋气和用力，直到宝宝娩出	练习时妈妈每次保持 60 秒，适度用力

孕31周

孕妈妈的肚子已经非常凸出了。由于子宫压迫腹部，孕妈妈会出现尿频、食欲不振、胃有灼烧感等症状。孕妈妈要适应这些改变，在饮食上应采取少食多餐的饮食方式。胎宝宝已经长出一头的胎发，看上去毛茸茸的很可爱。孕8~9月要每隔两周做一次产检。

选择性使用托腹带

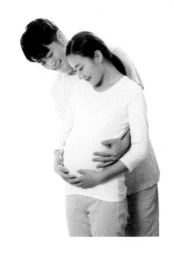

使用托腹带的目的是帮助孕妈妈托起腹部，承托起胎儿体重，减缓腰部负荷。并不是每一位孕妈妈都有必要使用托腹带，如果使用不当，会压迫子宫。生育多胎或二胎的孕妈妈腹部比较松弛，增大的腹部向下悬垂，造成活动不便，增加劳累感。这时可以使用托腹带，对下垂的腹部起到承托的作用。孕妈妈连接骨盆的各条韧带经常发生牵拉性疼痛，使用托腹带可以缓解不适。还有胎位不正，经医生外倒转术转为头位后，为防止其返回原来胎位，可以用托腹带预防。

佩戴时，孕妈妈要仰卧在床上系好托腹带，这样站立时才能有效地托住子宫。托腹带不要系得太紧，睡觉前要脱掉。

纠正胎位的方法

臀位、横位——膝胸卧位

俯卧床上，双膝弯曲，臀部抬高，胸部贴近床面，双腿分开与肩同宽，避免腹部肌肉受到压力，每天做 2~3 次，每次 10~15 分钟，1 周后复查胎位。如果胎宝宝脐带绕颈，就不要再这样做了。

横位、枕后位——侧卧位法

左枕横位、左枕后位者，取右侧俯卧位，右腿后伸，左腿屈曲于腹前。右枕横位、右枕后位者，取左侧俯卧位，左腿后伸，右腿屈曲于腹前。侧卧位法能够使胎宝宝的背部依靠重力作用沿较短途径旋转至枕前位。

胎位外倒转术

通过手推等动作使胎宝宝的体位转为正常体位。这一操作存在一定的风险，必须由熟练的医生来做。要注意：矫正胎位最好在医生的指导或建议下进行；及时到医院进行检查，随时观察胎位的变化。

准爸爸给妻子削个苹果

不少宝宝出生后，在 4~6 个月添加辅食的时候，表现出对许多食物不耐受或者过敏的症状。研究表明，孕妈妈在孕期吃苹果不仅有益自身健康，而且可以大大降低宝宝将来患过敏的概率。苹果中有丰富的类黄酮和其他多种抗氧化剂，能增强胎宝宝的抵抗力。因此，准爸爸可以经常为孕妈妈削个苹果。

改善手痛发麻

孕妈妈感到手发麻，有时候还发生痉挛并伴有阵发性疼痛、麻木，这就是腕管综合征。如果孕妈妈在办公室从事文字工作，更容易患上腕管综合征。

怀孕后，孕妈妈水肿会压迫腕管中的正中神经，导致手腕发麻。孕晚期，孕妈妈体内分泌松弛素，会使筋膜、肌腱、韧带、结缔组织变松弛，使正中神经受压，导致手发麻，出现痉挛。如果孕妈妈缺钙也会导致手脚发麻、腰酸背痛。

孕妈妈工作之余要经常活动手腕，比如甩手、揉捏手腕等。使用电脑打字时适当调整座椅，使手腕自然平放并稍微向下弯曲，或者在手腕下方放个垫子，使手腕更舒服。可以用毛巾冰敷手腕 10~15分钟。

孕妈妈贫血或者营养不良也会导致手指麻痛。孕妈妈可以多活动手指，做做握拳动作，让手指伸直再弯曲，使手指得到舒展。孕妈妈可以让家人帮助按摩和热敷，增加血液循环，减轻手指的麻痛。

晚上睡觉时注意不要压到手，可适当将手臂垫高一点。腕管综合征在分娩后会消失，孕妈妈不要担心。

水肿也要喝水

有些孕妈妈出现下肢浮肿会减少喝水，其实是不对的。喝水和身体浮肿并没有关系。孕妈妈在孕期对水的需求量会增大，孕妈妈只有大量喝水才能给胎宝宝提供充足的羊水。

人的机体血液里有 80% 的水分，饮水可以把孕妈妈和胎宝宝的代谢物带走。多喝水可让尿液的浓度下降，尿道受到感染的概率就会下降。不少孕妈妈都有便秘的困扰，减轻便秘的一个有效方法就是多喝水。孕妈妈每天要饮至少 1500 毫升的水。孕妈妈要注意少量多次喝水，一次喝水过多会增加肾脏的代谢负担。

不要一边吃饭一边喝水，或在饭前、饭后喝大量水，刚吃完的饭需要胃液来消化，如果这时候喝水，会稀释胃液，减弱消化能力，容易导致消化不良。孕妈妈肠胃的消化能力本来就不强，如果胃液再被水稀释，会加重不适感。

孕**32**周

孕妈妈在孕晚期容易感觉身体发热，下腹坠胀，消化系统变差，还会伴有便秘、尿频、水肿等症状。孕妈妈可以多吃一些易消化的粥和汤菜。这时胎宝宝的生殖器发育接近成熟，各个器官继续发育完善，肺和胃肠功能接近成熟，具备了呼吸能力，能够自行调节体温和呼吸。即使早产，宝宝存活率也相应提高很多。

适当控制饮食

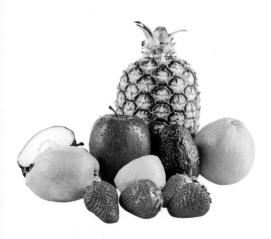

随着预产期临近，孕妈妈要保证合理饮食。如果进食过多会导致营养过剩、体重超标，而且会增加孕育巨大儿的概率，造成分娩时的难产，易导致剖宫产。新生儿的体重也并非越重越好，3~3.5千克为宜。孕晚期胎宝宝生长速度最快，孕妈妈很容易饿得快，不小心就摄入过多的营养。这个阶段少吃高糖、高盐的食物，多吃些优质蛋白、粗粮以及适量水果，避开热量高、油腻的油炸食物，晚餐不宜吃得过迟、过量，饮食宜清淡。进餐时要细嚼慢咽，以减轻胃部负担、利于消化，不要用水果代替蔬菜。

孕妈妈要保持适当运动的习惯，孕期活动量过少的孕妈妈，更容易在临盆时出现分娩困难，出现难产的情况。

生活细节多注意

不要攀高

孕妈妈在拿高处东西的时候，由于沉重的肚子负担使背部用不上力，导致重心不稳，容易摔倒。攀高一定是要被禁止的。而且为了不对子宫或是腰部施加负担，也应避免搬较重的物品。

不要跷二郎腿

跷二郎腿会让骨盆、腰椎和脊椎部位造成偏位，容易使下背部疼痛以及腰疼、腰椎间盘突出。并且跷二郎腿还会影响腿部的血液循环，对于本来就容易下肢水肿的孕妈妈来说，水肿情况会加重。

与人交流

孕妈妈情绪易受影响，长期处于焦虑、失落的情绪下，容易导致孕期抑郁。孕妈妈可以趁这段时间储备一些知识，学习一些新技能，改变生活中一些不好的习惯，与朋友、家人多聊天来调整心态和调节情绪。

家务活准爸爸要多干一点

孕妈妈身体越来越不方便，要避免因做家务压迫腹部。孕妈妈不宜使双手长时间浸泡在冷水中，以及使用刺激性洗涤液。如果准爸爸能主动承担部分的家务活，减轻孕妈妈的劳累，让她多休息，她会感到很舒心和安慰。

身体发热不是发烧

孕妈妈怀孕后卵巢形成黄体，黄体分泌孕酮，而孕酮又会导致女性的体温升高。所以孕妈妈体温比常人高一些，一般控制在 37.0~37.2℃ 属于正常，不属于发烧。如果体温超过 37.3℃，就需要到医院检查一下，是不是疾病造成。

到了孕晚期，胎宝宝处于发育的最高峰阶段，每天都在快速长大，孕妈妈供血量处于最大时期，身体内血液量也会增多，血液循环加快，供血量大了自然容易体热。孕妈妈有些烦躁、不耐热这都是正常的现象。孕妈妈平时多喝水，勤排尿，促进身体代谢，注意休息即可。另外，不要吃辛辣刺激性食物，定期做好产检。如果天气较热，孕妈妈要注意出汗了及时擦干，避免感冒。

此时，孕妈妈会想吃一些凉凉的东西，可以适当吃一些水果，如梨、猕猴桃、葡萄等。切忌吃太多过冷的食物，容易导致腹泻以及使胎宝宝躁动不安。

减少或避免性生活

孕晚期要减少性生活，尤其在孕 36 周后需要禁止性生活。此时性生活容易引起孕妈妈子宫收缩，导致胎膜早破，胎宝宝早产。阴道内原本寄生着多种细菌，孕妈妈容易发生泌尿道感染或阴道感染，不利于胎宝宝健康。若孕妈妈患有阴道炎，在性生活时会将病菌传染给胎宝宝。孕妈妈应在彻底治愈前禁止性生活。如果孕妈妈有前置胎盘、多胎妊娠、阴道出血等情况必须提前禁止性生活。

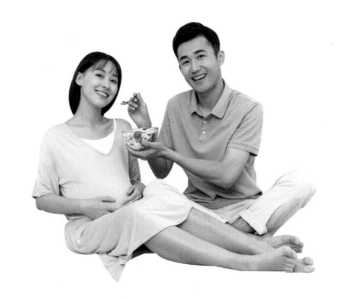

胎膜早破

胎膜早破即发生在临产前的胎膜自然破裂，就是"破水"。羊水是胎宝宝赖以生存的环境，如果破损了，羊水不断流出，子宫就会随之缩小。妊娠达到孕 37 周及以上的称为足月胎膜早破，妊娠不足孕 37 周的称为未足月胎膜早破。

胎膜早破的原因

生殖道有感染： 如果孕妈妈患有阴道炎，其病原菌会使胎膜局部组织变脆，抗张力下降，从而引起胎膜早破。

宫腔内压力过高： 羊水过多或怀多胎造成羊膜腔内压力过高，使胎膜承受压力过大，导致胎膜早破；性生活的刺激、撞击腹部等都有可能引起胎膜早破。

营养因素： 孕妈妈缺乏维生素或其他营养物质，导致胎膜抗张力能力下降，稍微受点外来的刺激就会引起胎膜早破。

如何预防胎膜早破

1. 孕妈妈有阴道炎等生殖系统疾病要积极治疗，保持外阴清洁，内裤应干净清洁。

2. 孕晚期，不要去做强度大的运动，避免对腹部造成大的压力，以致出现胎膜早破的现象。

3. 在饮食上，孕妈妈要多补充铜元素，增强胎膜的抗压能力。研究表明，胎膜早破的孕妈妈血清铜值低于正常的孕妈妈。含铜高的食物有肝、海产类、豆类等，也要注意营养均衡。

4. 吸烟、喝酒等不良嗜好是导致胎膜早破的高发原因之一，所以孕妈妈为了自己和胎宝宝的健康，一定要戒烟、戒酒。

胎膜早破怎么办

羊水无色透明，如果孕妈妈不会辨认，可以在家备一些羊水诊断的试纸。孕妈妈下体羊水外漏时，要保持冷静，平躺到床上，把臀部抬高，尽量减少羊水的流出，然后赶快打急救电话，防止羊水流出过多，导致胎儿缺氧的情况。

未足月胎膜早破： 一般破水后就会临产，医生会根据孕周以及孕妈妈和家属的意愿决定是否保胎或者引产。现在医院早产新生儿的抢救存活率很高，一旦发生了这种情况，孕妈妈不要太恐慌，等医生来解决就好。

孕足月胎膜早破： 孕妈妈需要尽快分娩，没有临产的需要催产，从而减少并发症的发生。如果出现孕妈妈感染或胎宝宝情况不好就需要赶紧剖宫产。

孕晚期饮食禁忌

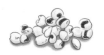

薏米

易刺激子宫收缩

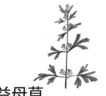

益母草

易刺激子宫，使宫缩增强

木耳

活血化瘀，胎宝宝稳固性降低，对胎宝宝不利

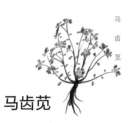

马齿苋

马齿苋

对子宫有明显的兴奋作用

芦荟

使女性内脏器官充血，促进子宫收缩

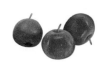

山楂

容易刺激子宫收缩

甲鱼

通血散瘀，但属于寒性，不易久食

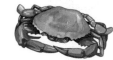

螃蟹

螃蟹性寒，会引起宫缩，会导致流产，孕早期禁食

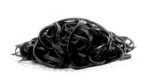

海带

散结化瘀，孕妇不宜食用

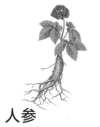

人参

会加重水肿以及高血压

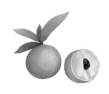

桂圆

性温，易增加内热，孕妈妈不宜多吃

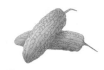

苦瓜

会刺激子宫收缩

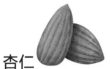

杏仁

孕妈妈食用过多会造成便秘

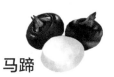

马蹄

性凉，易使子宫收缩

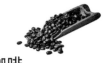

咖啡

影响神经，大量食用后会出现恶心、呕吐、头疼、心跳加快等症状

罐头

里面含有大量添加剂，是导致胎宝宝畸形的危险因素

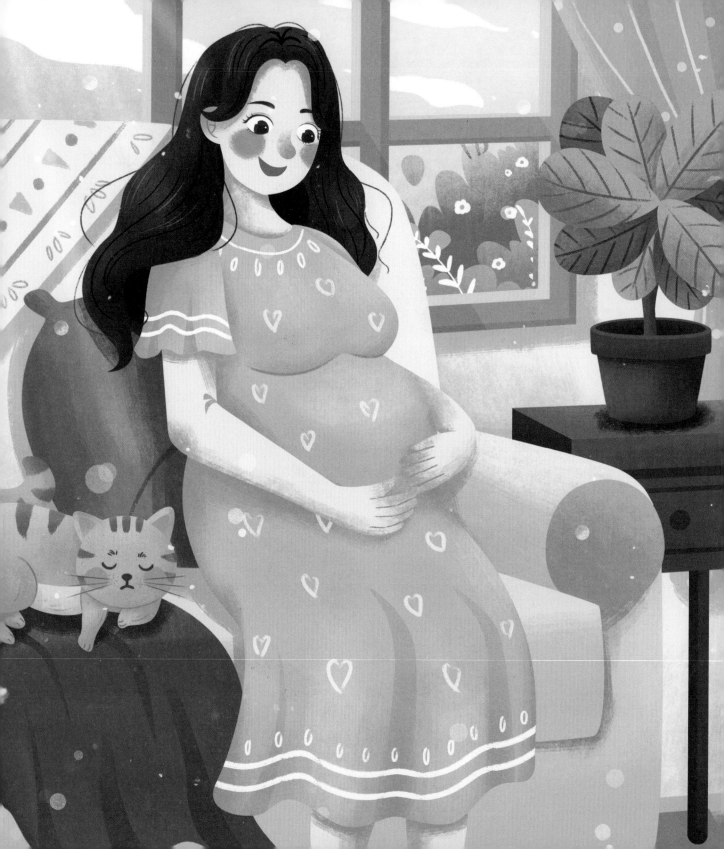

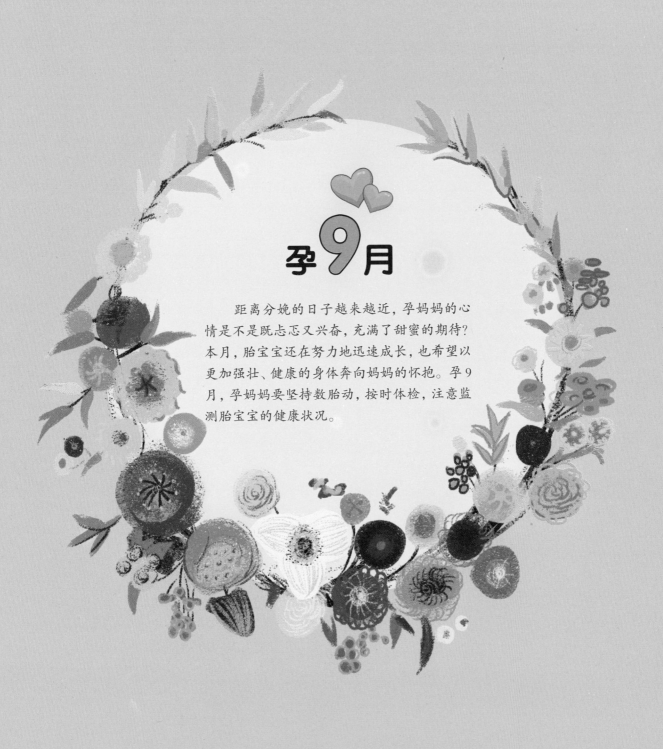

孕**9**月

距离分娩的日子越来越近，孕妈妈的心情是不是既忐忑又兴奋，充满了甜蜜的期待？本月，胎宝宝还在努力地迅速成长，也希望以更加强壮、健康的身体奔向妈妈的怀抱。孕9月，孕妈妈要坚持数胎动，按时体检，注意监测胎宝宝的健康状况。

孕9月

准爸爸要利用空闲时间帮妻子提前准备待产包，不要等到临产时再慌张购买。多学习一点待产和今后育儿的知识，每天和妻子一起给胎宝宝做胎教。

准爸爸

孕妈妈到了怀孕过程中最为难熬的时候，因为子宫继续在变大，常常会感觉喘不过气来，并且心跳加快，食欲减退。但随着胎宝宝入盆，压迫胃、肺的情况会缓解，孕妈妈胃有灼烧感、胸闷的情况会消失。

孕妈妈

营养重点

胎宝宝

胎宝宝皮下脂肪增多，覆盖全身的绒毛和胎脂逐渐消退，变得越来越漂亮。胎宝宝逐渐变大，活动范围受限，胎位基本固定下来。这个月胎宝宝体重大约2.5千克，呼吸系统、消化系统、生殖系统发育接近成熟。

在饮食上应以少食多餐、清淡、营养为原则。为了满足胎宝宝最后发育需要，这一时期，孕妈妈的营养应以丰富的钙、磷、铁、碘、蛋白质、多种维生素为主，同时应进食含植物纤维素较多的蔬菜和水果，以缓解便秘、预防痔疮。

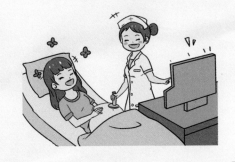

产检提示

本月进行两次产检，时间分别是孕34周和孕36周。前一次产检，除常规产检项目外，要做胎心监护，预估胎宝宝的发育。后一次产检，做一次详细的B超，评估胎宝宝体重及发育状况。

心理建设

孕妈妈面临着即将分娩的担忧和焦虑。建议孕妈妈每天早晚外出散步，放松心情，呼吸新鲜空气，会让心情有所改变。此外，家人的关心与鼓励，有利于孕妈妈缓解紧张情绪。

特别注意

孕晚期，孕妈妈一定要注意数胎动，还要加强自身的检查，观察是否有临产的征兆。少吃辛辣刺激性的食物，而且不要有过于激烈的运动，此时不可任意刺激子宫，因为会有早产的可能，最好能避免性生活，做好定期产检。

快乐胎教

胎宝宝复杂学习能力在提高，孕妈妈给胎宝宝听音乐时要反复听熟悉的音乐，能够给胎宝宝安全感。此外还可以进行知识胎教，如给胎宝宝认识图形，学习字母，讲解故事，这些都能够促进胎宝宝大脑发育。

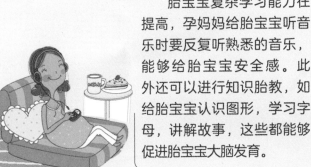

孕33周

孕妈妈的子宫还在继续增大，子宫底的高度为30~32厘米。由于子宫压迫心脏和胃部，有的妈妈会感到心慌、胃胀等，孕妈妈的尿频、便秘的情况也有可能加重。胎宝宝的皮肤更加饱满，身体非常圆润，皮肤由红色变成了粉红色，大脑仍在快速发育。

孕妈妈的"筑巢"本能

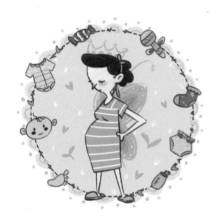

孕妈妈在孕晚期会在"筑巢反应"的驱使下，购买很多宝宝用品，这样的行为类似于所有的哺乳动物，在临近分娩时，会提前把窝筑好。也有很多孕妈妈即使身体不方便也会变得对整理屋子有很大兴致，希望为即将到来的宝宝营造一个安全、温暖、舒适的环境，而且越到孕晚期，孕妈妈越是只想待在家里，对其他事情都失去了兴趣和关注力。这都是"筑巢反应"的表现。

"筑巢反应"是孕期的一种正常现象，是一种本能的母性反应。在孕晚期，孕妈妈体内的泌乳刺激素会有所升高，在体内激素的刺激下会产生筑巢行动，而且激素含量越高，这种行为越明显。

能让心情变好的食物

香蕉

香蕉中含有可使神经"坚强"的色氨酸，还能形成一种叫作"满足激素"的血清素，它能使人感受到幸福。因而，孕妈妈可以适当吃点香蕉，能让心情愉悦，还能预防抑郁症。

谷物类食品

谷物被称作"快乐粮食"，原因是谷物类的食品能够将太阳的能量很好地储存起来，并且在被人体吸收后重新释放，给人快乐的能量。谷类食物含有大量复合性碳水化合物，能够抗忧郁。

土豆

土豆是让人的情绪积极向上的食物，因为它能减轻心脏的压力，使心脏减少对身体输送刺激成分。土豆的好处还在于能够迅速转化成热量，所以，平时多吃点土豆是快乐的秘诀。

关注孕妈妈的情绪

　　许多孕妈妈在孕晚期会有轻度抑郁的倾向，孕妈妈情绪变得不稳定，情感也十分脆弱，这是孕妈妈体内孕激素的分泌造成的。准爸爸多关心妻子，在妻子怀孕期间尽量避免或减少出差次数，陪妻子一起度过这段时间，并找到妻子心情不好的原因，采取解决办法。

变换一下睡姿

　　孕妈妈产检时，医生都会叮嘱睡觉或休息时要尽量左侧卧。左侧卧确实对孕妈妈和胎宝宝更好，但并不是说整个孕期都需要左侧卧的。

　　大多数人晚上都需要不断地变化睡觉姿势来缓解疲劳，孕妈妈晚上睡觉也很难一直保持一个睡姿。孕妈妈长时间保持一个睡姿，胎宝宝也可能会感觉不舒服，想要伸伸胳膊伸伸腿，变换一下位置和姿势。因此，在胎动有明显变化时，孕妈妈要及时调整睡姿，以适应胎宝宝的活动。子宫左旋的孕妈妈建议右侧卧，子宫右旋的孕妈妈建议左侧卧，孕妈妈睡觉的姿势，以左右侧卧为主。

仰卧：在孕中、晚期的孕妈妈不能仰卧。仰卧时，增大的子宫会压在子宫后方的主动脉上，使子宫的供血量明显减少，孕妈妈出现胸闷、头晕、血压下降等症状，会直接影响到胎宝宝。

趴睡：职场孕妈妈有时会趴桌子上打个盹，但这种睡姿会影响肺的呼吸功能，不利于氧气的吸入和二氧化碳的排出。趴睡还有可能压到肚中的胎宝宝，使胎宝宝缺氧；趴睡还容易加重孕妈妈的下肢水肿情况。

孕妈妈正确洗头的方法

　　到了孕晚期，孕妈妈行动会越来越不方便，弯腰洗头很难做到，因此，最好是躺着洗或坐在有靠背的椅子上，让家人帮忙洗。

　　孕妈妈洗头不建议去理发店，一方面洗发水可能不适合孕妈妈用，另一方面，如果人流量较大，不利于孕妈妈安全。洗头发的水温控制在 37~40℃，不要直接用冷水或冷、热水交替。习惯了站着洗头发的孕妈妈，一定要使用防滑垫，防止出现重心不稳摔倒的情况。

　　有的孕妈妈掉头发比较严重，发质干枯，可以每周做 2 次营养发膜，也可以用鸡蛋清涂在洗过的头发上，按摩后洗干净。鸡蛋清里含有丰富的蛋白质，能够增强头发的柔韧度。

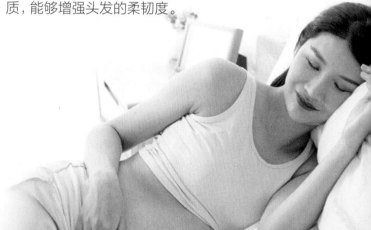

孕34周

现在孕妈妈体重已经增加10千克左右，由于胎宝宝还在快速地生长，孕妈妈体重还会继续增加，而且将会有一半重量长到了胎宝宝身上。胎宝宝现在运动起来有些困难，因为他的头基本是朝下的，并固定下来。胎宝宝的免疫系统也正在发育，逐渐会有抵抗病菌感染的能力。

快试试光照胎教

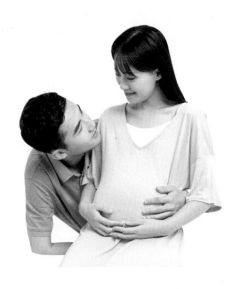

柔和的光线可以增强胎宝宝的大脑对明暗反映的节奏性，促进大脑发育成熟。准爸爸可以用黄光移动照射妻子的腹部，训练胎宝宝对光的敏感度。黄光穿透性较强，能有效穿透孕妈妈的腹腔壁和子宫，而且黄光为暖色调，光色柔和，不易产生视觉疲劳，对胎宝宝心理发展有益，容易使胎宝宝产生愉悦感，其他光线多为冷色调，不适合使用。

进行光照胎教时，应选择固定的时间，比如在胎动明显的时候，准爸爸利用光线，照射胎宝宝的头部方向，每次持续3~5分钟，不要用强光照射。在孕7月时，胎宝宝的视网膜才具有感光功能，因此光照胎教不宜进行得太早。

孕妈妈营养重点

锌

孕妈妈需要继续补锌，因为锌不仅可以促进胎宝宝智力发育，还能在分娩时促进孕妈妈子宫收缩，顺利地将宝宝推出子宫。孕妈妈每天摄入锌的量要增加到165毫克。

B族维生素

B族维生素人体无法自行合成，而且是水溶性的，不会在人体内贮存。缺乏B族维生素，会使孕妈妈烦躁和疲倦，因此要多补充一些绿叶蔬菜、豆类等。

蛋白质

孕晚期，胎宝宝生长发育迅速，需要蛋白质相对较多，如果摄入不足，容易使胎宝宝出生时体重过轻，免疫力低下。肉类、牛奶等是摄入蛋白质的最佳来源。

准爸爸数胎动

孕晚期需要孕妈妈每天监测胎宝宝的胎动情况，确认胎宝宝身体是否健康。这个时候如果妻子心情不好，甚至哭泣时，准爸爸可以坐下来陪妻子数一数胎动，转移妻子的注意力，也能安慰妻子的心灵。准爸爸抚摸妻子肚子的时候，对妻子的情绪有安抚作用。

腹部发紧要注意了

怀孕的最后阶段，孕妈妈经常会出现腹部发紧、发硬的情况，不时地感觉到轻微的宫缩，但感觉并不明显，没有规律性，持续时间短，不会儿引起真正分娩。这是假性宫缩，孕妈妈安静休息一会儿就会好。注意补充水分，肌肉细胞脱水后也会出现短暂的收缩现象。一般胎动频繁时，肚皮也容易发紧。饮食的问题也会造成假宫缩，如孕妇妈妈吃太热或者太凉的食物之后，就可能会感到肚皮发紧、发硬。

如果孕妈妈出现有规律的肚子发硬、宫缩并且伴有腹痛或者腰痛的症状时，可能意味着马上就要分娩了，需要立即去医院。在孕晚期，肚子发硬是分娩的征兆之一。假宫缩频繁发生后，真宫缩随时会来，孕妈妈要密切注意临产征兆。

肚子发紧或发硬时，孕妈妈要注意休息，同时放松心情，减轻精神压力。坚持去医院进行检查，关注胎宝宝的健康状况。孕妈妈注意保护好自己的腹部，不要被外部的东西猛烈撞击到。当肚子发硬和发紧的频率过高的时候，要数一下是否临近分娩的宫缩次数，提前做好分娩的准备。

骨盆是能否顺产的关键

孕34周产检除了常规检查之外也可进行骨盆检测，大多数的医院会在孕28~34周测量骨盆。骨盆检测是为了了解孕妈妈骨盆的大小和形态，因为胎宝宝出生要从子宫通过骨盆，骨盆是产道最重要的组成部分，这一过程能否顺利，与孕妈妈骨盆的大小密切相关。

有的孕妈妈身材娇小，骨盆也较小，虽然对怀孕和孕育腹中胎宝宝没有影响，但对分娩时候能否顺产会有一定的影响。骨盆过小的孕妈妈，顺产会比较困难，产程过长就有可能会造成难产。如果盆骨入口过小，胎宝宝不能入盆；如果盆骨出口过小，胎宝宝不能正常娩出。骨盆检测不仅是要测量孕妈妈骨盆的大小，还要参照胎宝宝的胎头大小。即使有的孕妈妈骨盆小，若胎宝宝头也不大，同样可以顺利分娩。

骨盆不够大的孕妈妈，怀孕期间要合理摄取营养，注意不要体重过重。同时要注意锻炼身体，可以适当做一些锻炼骨盆的运动，有助于分娩。

待产包要塞满了

到了孕9月，随时有可能入院待产，待产包要提前准备好。孕妈妈和准爸爸要列出清单。

孕妈妈用品

卫生用品

产妇护理垫：注意买大号。建议2~4小时一换。

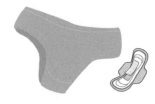

一次性内裤、卫生巾：前期恶露多的时候，可以用一次性内裤。生完宝宝后产妇出血量会比较大，所以最好用产妇用卫生巾，卫生巾大约一天一包。一次性内裤可多备几条。

刀纸：相对于普通卷纸，它表面更硬挺，更适合产妇使用。

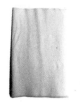

抽纸、纸巾：根据产妇个人用量自备即可。

妊娠修复霜：可以避免或减少妊娠纹的出现。

牙刷、毛巾、脸盆、梳子、多功能衣架：衣架最好是带夹子的，方便晾晒宝宝的小衣服。毛巾准备2~3条，准备专用的小毛巾擦乳房。盆子2~3个，方便产妇洗不同部位。

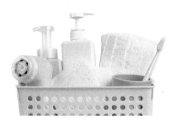

衣物

哺乳睡衣：上衣胸部有开口，方便宝宝出生后的哺乳。准备2套就够用。

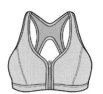

哺乳文胸、防溢乳垫：奶水多的妈妈可以准备。

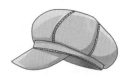

帽子：防风、轻薄一点。

母乳工具

乳头霜：初期的哺乳很容易弄破乳头，乳头霜能够缓解疼痛，避免继续皲裂。

母乳储存袋、马克笔：妈妈奶水多的时候，宝宝吃不了就需要将吸出的奶水装进袋子里冷冻起来，并在储奶袋上标注奶水量和日期。

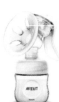

吸奶器：奶少时可帮早开奶，产妇涨奶时可以及时吸出来，避免堵奶和发生乳腺炎。

吸管杯：吸管杯是必需的，产妇一段时间内不能轻松地起床，用吸管会很有帮助。

保温水壶：保证产妇随时喝到热水或者随时给宝宝冲奶粉。

新生儿用品

生活类

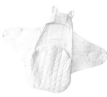

包被：新生儿必备物品。新生儿晚上包起来睡得安稳，而且妈妈喂奶抱起来的时候比较方便。

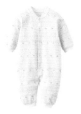

小衣服 3~4 套：夏季更换频率可能更快一些。

小袜子：秋冬天出生的宝宝可以买小袜子，以免受凉，纯棉材质为宜。

大浴巾：宝宝洗澡后用。

屁屁霜：宝宝洗澡后建议厚涂屁屁霜，防止红屁屁。

爽身粉、抚触油：每次换尿不湿后，适当擦一点爽身粉在腹股沟等缝隙中，防止起痱子。

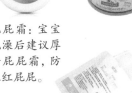

沐浴液洗发水 2 合 1：新生儿使用的洗发沐浴品最好是纯天然成分制成的。

肚脐贴：洗澡时防水。

喂养类

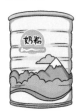

备用奶粉：备用奶粉一定别忘了，产妇没下奶时可以喝奶粉，不要饿着宝宝。

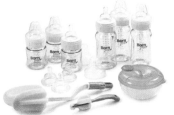

奶瓶、奶瓶刷：准备 1~2 个。

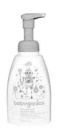

奶瓶清洗剂：奶粉或母乳都是有油脂的，用水洗不干净，建议购买奶瓶清洗剂。

尿布纸巾类

纸尿裤：宝宝晚上用纸尿裤，要用最小的尿片，NB 或 S 号。

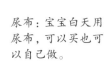

隔尿垫：要透气、轻薄，可以自己做。

尿布：宝宝白天用尿布，可以买也可以自己做。

口水巾：擦口水、奶水用，也可以当作小毛巾擦脸用。

棉柔巾：宝宝排便后，擦屁股用，因为一般的纸巾会太粗糙，容易擦伤宝宝娇嫩皮肤。

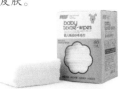

入院证件

孕妈妈和准爸爸身份证、家庭户口本、结婚证、社会保障卡、产前检查资料、生育服务证等，用一个文件袋装好。

其他

孕妈妈垫高垫、育儿书、小夜灯、黑白卡等。

孕35周

孕妈妈这时会觉得腹部有下坠的感觉，骨盆后部肌肉有牵拉的疼痛，行动更加艰难，这可能是胎宝宝在逐渐入盆。胎宝宝的肺、消化系统基本上发育成熟，绝大多数的胎宝宝如果此时出生都能够成活。胎宝宝长得越来越胖，这是因为皮下脂肪堆积的缘故，胎宝宝的皮下脂肪在他出生后能起到调节体温的作用。

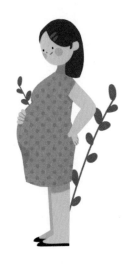

缓解漏尿尴尬

孕晚期，随着胎宝宝入盆，下移的子宫会压迫膀胱，孕妈妈尿频会加重，甚至出现漏尿的情况。这种情况非常正常，大部分孕妈妈都会经历。发生漏尿主要是因为当孕妈妈打喷嚏、大笑时因为骨盆底肌松弛无力，承托能力下降，再加上生长中的胎宝宝压迫到膀胱部位，从而出现漏尿。

孕妈妈要定时排尿，尽可能保持膀胱是空的；在打喷嚏、大笑的时候，孕妈妈可以尝试提前收紧盆底肌，张开嘴巴，也能减少漏尿的发生；选择轻度的体力活动，比如散步等；提高盆底肌的力量，既可以改善漏尿，也有助于产后康复；注意减少弯腰，避免用力过猛。

应对高危妊娠

寻找原因

高危妊娠主要发生在高龄、有过不良孕产史的孕妈妈身上。高危妊娠的孕妈妈，产前检查次数也会相对较多。孕妈妈要了解自己有什么高危因素，对自己和胎宝宝有什么影响，有无预防措施，日常生活中要注意什么。

监测胎动

孕妈妈要注意监测胎动，胎动过频或胎动消失，要及时去医院。按时做产检，孕妈妈能及时了解自身以及胎宝宝的情况，如果出现症状可以及时治疗，降低风险。孕妈妈可根据情况，准备好提前入院待产。

良好心理

研究表明，通过改善孕晚期抑郁、焦虑、睡眠等问题状况，可以降低孕妈妈高危妊娠风险。适当运动能帮助孕妈妈提高睡眠质量，缓解焦虑情绪，提高身体素质。

提前给宝宝买个玩具吧

　　准爸爸和孕妈妈可以商量一下该给宝宝买些什么玩具。宝宝出生后需要利用颜色、声音来刺激视觉和听觉的发展，鲜明的对比色和温和的声音都能吸引宝宝的注意，建议准爸爸选择以质地柔软、色彩鲜明、可以发出温和声音的玩具，如玩偶、布球等。等宝宝出生后就可以和他一起玩了。

羊水异常怎么办

　　羊水过少或过多都会影响胎宝宝生长发育，对孕妈妈也有影响。羊水的量会随着孕周的增加而发生变化，一般以 300~2000 毫升为羊水的正常范围，医生会借助 B 超来了解羊水的状况。

　　羊水过少（<300 毫升）：增加羊水首先要多喝水。孕妈妈身体有充足的水分，羊水也会随之增加。也可多喝豆浆或有营养的汤水，补充身体含水量。远离酒精，酒精会导致身体脱水，从而减少羊水。

　　羊水过多（>2000 毫升）：羊水多可能是孕妈妈血糖没有控制好，也有可能是胎宝宝畸形引起，还有是不明原因。羊水过多容易发生胎膜早破。孕妈要饮食清淡，少盐，注意休息。羊水过多一般会在孕晚期出现，孕妈妈会有明显的压迫感、气喘、无法平卧，此时孕妈妈应及时到医院检查。

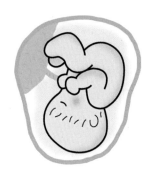

羊水是什么

　　羊水 98% 是水，还有少量矿物质、有机物、激素和脱落的胎儿细胞。对孕妈妈来说，羊水能减缓胎宝宝在肚子里活动时对自己的冲击；分娩的时候，羊水可以扩张宫口，尤其是孕妈妈破水后，羊水对产道有润滑作用，帮助胎宝宝娩出，此外还可以冲刷阴道，减少细菌的感染。

　　对胎宝宝来说，羊水能缓和腹部外来冲击，不至于受到损伤。羊水类似一个恒温箱，使温度不会发生剧烈变化。胎宝宝在吞吐羊水的过程中还可以促进消化道、肺部的发育。

孕期	主要来源	容量
孕早期	羊水来自孕妈妈血清，经胎膜进入羊膜腔	孕12周：50毫升
孕中期	羊水来源主要为胎宝宝尿液	孕20周：400毫升
孕晚期	主要是胎宝宝尿液，其次是胎宝宝肺泡液分泌	孕 36~38 周：1000~1500 毫升

胎宝宝入盆

什么是入盆

随着预产期的临近，胎宝宝发育日渐成熟。通常胎宝宝会以头朝下、臀向上的姿势渐渐地进入孕妈妈的骨盆，为分娩做准备工作，这也意味着宝宝的胎位基本固定下来了。胎宝宝一般会在孕34~38周胎头入盆。入盆分为浅入盆、半入盆、完全入盆3个阶段，有的胎宝宝可能在1天之内就完成了完全入盆，有的要经历3~4天。一般在临产前的几周，胎宝宝会完成入盆。

胎宝宝没有入盆

有的胎宝宝在孕36周左右尚未入盆，因此并不是所有的胎宝宝都会入盆，如果胎宝宝是横位、臀位，是不会入盆的。如果没有病理性原因，很多孕妈妈临产时，由于子宫的挤压，胎宝宝也会逐步地进入骨盆，仍然可以自然分娩。如果因为一些病理性原因造成胎宝宝不能入盆，孕妈妈要做好剖宫产的手术准备，并于预产期前1周入院待产。由于胎宝宝没有入盆，容易发生胎膜早破，孕妈妈要谨慎，密切关注胎宝宝和自己身体的变化。

胎宝宝入盆时的反应

尿频：胎宝宝入盆的时候会压迫到膀胱，孕妈妈会觉得尿意频繁。

坠痛感：孕妈妈会有腹痛、肚子往下坠的感觉，骨盆和耻骨联合处酸疼。

宫缩：孕妈妈还可能感到腹部发紧，和分娩前宫缩的感觉一样。但这种宫缩并不会持续太长时间，也不会越来越强烈，并无规律可言。稍稍休息一下，深呼吸就会有所缓解。

翻身困难：胎宝宝下降到骨盆腔，孕妈妈的双腿更加沉重，睡眠时转动躯体更加困难了。

这些都表明胎宝宝在逐渐入盆，孕妈妈可以身体向前倾斜着坐，使膝盖低于臀部，有助于胎宝宝向下移动。

入盆后孕妈妈身体变化

呼吸通畅：胎宝宝入盆后，对腹部压力减小，孕妈妈会觉得呼吸不费力，可以大口喘气了。

胃口变好：胎宝宝入盆后，对孕妈妈内脏器官的挤压就减轻了，孕妈妈会胃口大开，食欲增强。孕妈妈要注意营养适量，避免体重增加过快。

腹部形状：胎宝宝入盆以后，由侧躺变为倒立，由于所处的位置发生了变化，孕妈妈的肚子会像柚子的形状。

腰腿压迫：胎宝宝入盆，孕妈妈重心下移，对腰部、腿部的压力变大，孕妈妈腰酸背痛的情况会加重。孕妈妈可以通过适当按摩、变换体位缓解疼痛。

帮助入盆动一动

　　胎宝宝及时进入骨盆是保证自然分娩顺利进行的前提，为了帮胎宝宝入盆，促进分娩，孕妈妈可以做一些促进胎头进入骨盆的运动。

散步：散步对于孕妈妈来说是相对容易的运动，可以帮助胎宝宝下降入盆。散步时穿宽松舒适的衣服、平稳的鞋子，每天散步 30 分钟左右即可，不要过量运动。

爬楼梯：爬楼梯可以锻炼大腿和臀部的肌肉群，并帮助胎宝宝入盆。下楼梯时要留心脚下，注重安全。

小马步：手扶桌沿，双脚平稳站立，慢慢弯曲膝盖，骨盆下移，接着，慢慢站起。有助于放松和延长骨盆底肌肉并伸展会阴部，打开骨盆。

腰部运动：准备好一把椅子并站在椅子旁，然后手扶椅背，缓缓吸气，同时手臂用力，脚尖踮起，腰部挺直；坚持几秒后再慢慢呼气，手臂放松，脚还原；重复以上动作 5 次。

骨盆运动：准备好一个舒适的垫子，双手、双膝着地，吸气时弓背，吐气时抬头，同时上半身尽量往上抬。

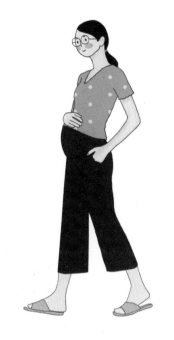

孕晚期重要营养素

名称	作用
钙	孕晚期，孕妈妈每日所需的钙质在 800~1000 毫克，多摄入牛奶、豆干等补钙食物，如果有需要可以额外补充钙剂
铁	孕妈妈除了供应自己和胎宝宝充足的铁元素外，也要避免失血造成产后贫血。贫血情况严重的孕妈妈要在医生的指导下服用铁剂 猪瘦肉、牛瘦肉、猪肝、鸭血补铁效果极佳
锌	锌可以促进子宫肌收缩，加快产程，帮助孕妈妈顺利分娩
维生素 K	维生素 K 参与凝血因子的形成，有凝血和防止出血的作用。分娩前，孕妈妈要注意维生素 K 的摄入，多吃花菜、菠菜、莴笋、动物肝脏等食物
维生素 B_1	缺乏维生素 B_1，会影响到分娩时子宫的收缩，使产程延长。多吃谷类、豆类、坚果类、绿叶蔬菜，为分娩积蓄力量

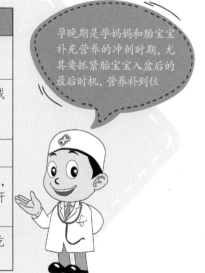

孕晚期是孕妈妈和胎宝宝补充营养的冲刺时期，尤其要抓紧胎宝宝入盆后的最后时机，营养补到位

孕36周

孕妈妈体重增长达到最高峰，大约已增重11~13千克，肚脐常变得又大又突出。随着胎宝宝入盆，孕妈妈胃部、肺部器官得到解放，呼吸更加顺畅了。胎宝宝此时体重可达约2.8千克，在最后的4周内体重还会继续增长。胎宝宝身上的绒毛和胎脂开始逐渐脱落，如果此时胎头已经入盆，胎动也会变少。

注意勤洗澡

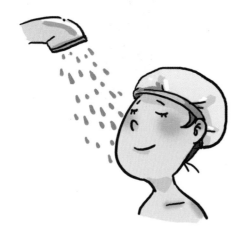

越到孕晚期，孕妈妈越应该保证个人卫生和清洁。孕妈妈根据自己的卫生习惯，如果天气比较炎热，新陈代谢的速度比较快，为了身体的健康，建议每天洗1次；如果冬季天气寒冷，在没有着凉感冒风险的前提下，2~3天洗1次。尤其是下体，每天都要清洗，勤换内裤。孕晚期由于内分泌变化，新陈代谢增强，汗腺和皮脂腺分泌旺盛，孕妈妈更需要淋浴来保持皮肤清洁，预防尿路感染。洗澡时注意水温，时间不超过20分钟。

在妻子洗澡时，准爸爸应当在浴室外等候，密切关注妻子情况，适时提醒妻子沐浴时间，防止妻子在浴室内缺氧或滑倒，如果有突发情况立刻送妻子去医院。在妻子沐浴结束后，准爸爸要为妻子准备一杯温水，及时补充因出汗失去的水分。

影响产程的三大因素

子宫收缩

子宫收缩的强度越好，生产进程就会越快，但收缩力会受到孕妈妈的年龄、肌肉张力和弹性等多方面条件影响，较难自主控制。

盆骨大小

盆骨有足够的空间，胎宝宝的头才能通过。骨盆大有利于顺产。但骨盆的大小不是决定因素，有时孕妈妈骨盆不是很大，但由于胎宝宝小，仍会顺利分娩。

胎宝宝体重

胎宝宝的平均体重为2.8~3.5千克，在这个范围内分娩，容易顺产；如果胎宝宝体重超过3.5千克，孕妈妈的骨盆又不够大，则有可能发生难产。

安排好分娩的医院

　　大多数人会选择在产检医院分娩，孕妈妈和准爸爸要决定好具体在哪家医院分娩，提前做好路线、交通工具的准备和规划工作，做到有备无患。如果有必要，准爸爸可以到分娩的医院实地考察一下，了解医院是否会发放脸盆、水壶、包被等用品，可以避免重复购买，查看医院周边的店铺，如果有需要，方便及时购买。

哪些孕妈妈需要会阴侧切

　　会阴侧切术是指在会阴道口的左侧方切一个开口的手术，可以帮助胎宝宝顺利娩出，增大阴道开口。如果孕妈妈在顺产过程中出现不顺利的情况，就会采用会阴侧切的方式。会阴侧切不是分娩的常规操作，产科医生权衡利弊只在有必要时才会进行侧切术。看一看哪些孕妈妈需要采取侧切术。

　　1. 产妇会阴部分肌肉缺乏弹性或阴道口狭窄需要进行侧切术。

　　2. 胎宝宝比较大，胎宝宝在娩出时容易在会阴处受到阻碍。如果这时产妇无力或体力不支，会进行侧切术，避免产程延长致使胎宝宝缺氧。

　　3. 高龄产妇（超过 35 周岁）、有高危妊娠患者，如高血压、心脏病的产妇，不适合分娩用力时，在胎头降至会阴位置，医生会进行侧切术。

　　4. 产程中出现异常，如胎儿缺氧、胎心异常等，需要借助产钳或胎头吸引器来尽快结束分娩的，此时应会阴侧切。

　　5. 阴道炎症造成会阴部水肿，为了避免撕裂，医生也会考虑进行侧切。

会阴侧切后如何护理

　　会阴侧切在术后的 1 周左右可以愈合，完全恢复需要 1~3 个月。孕妈妈注意保持外阴的清洁，勤换卫生护垫，保持会阴部干爽透气。产后恶露容易污染伤口，新妈妈大小便之后应该用水由前往后冲洗会阴，避免细菌感染。为防止伤口拆线后裂开，要避免做用力下蹲的动作，不要提举重物。

　　在产后 6 周内，应该避免性生活，防止伤口裂开。尽量避免便秘，多补充水分，多吃水果、蔬菜，少进食刺激性食物，注意营养均衡。如果新妈妈产后便秘，容易在用力时使伤口再度裂开。在解便时，宜先收敛会阴和臀部后再坐在马桶上。产后应采取右侧卧位，这样可避免恶露流经伤口，以防发生伤口感染。试着进行简单的活动，有助于伤口的早日恢复，也有利于恶露的排出。

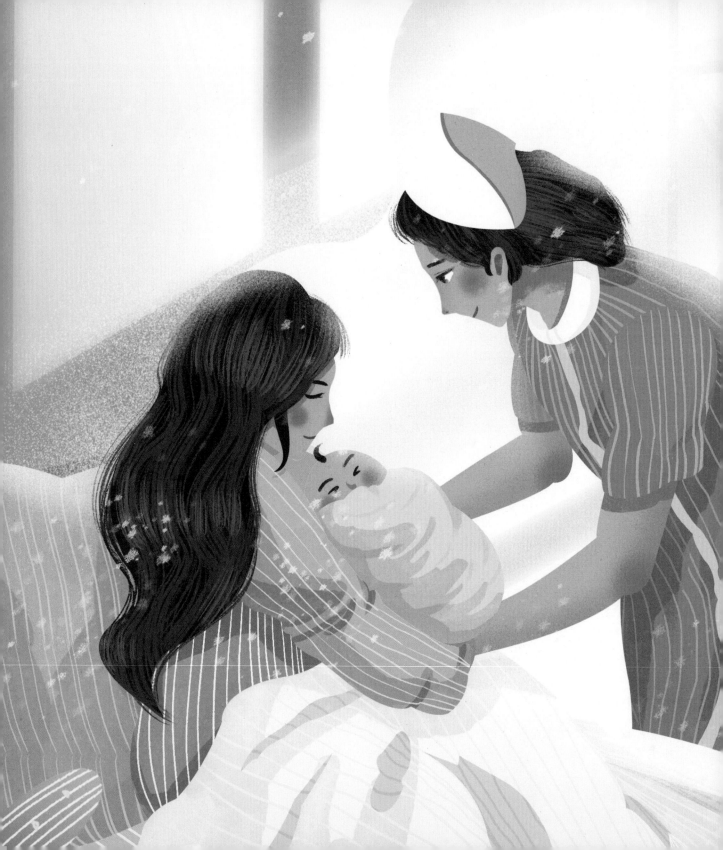

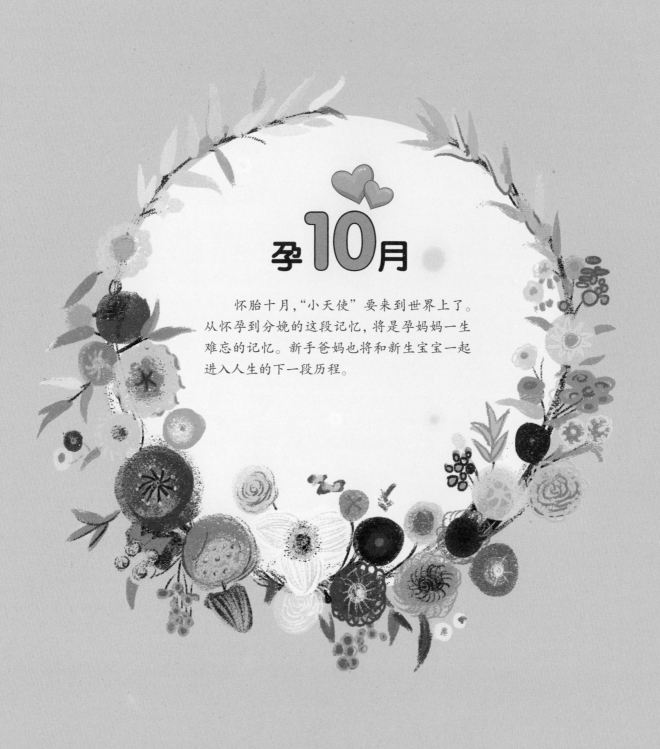

孕**10**月

　　怀胎十月，"小天使"要来到世界上了。从怀孕到分娩的这段记忆，将是孕妈妈一生难忘的记忆。新手爸妈也将和新生宝宝一起进入人生的下一段历程。

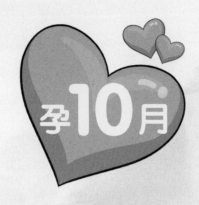

孕10月

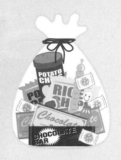

孕妈妈随时都有可能分娩，准爸爸这时尽量不要出差，随时和家里保持畅通的联系。准爸爸和孕妈妈沟通好是否要进产房陪产，提前为顺产的孕妈妈准备巧克力等小零食，帮助她随时能够补充能量。

准爸爸

孕妈妈子宫底高30~35厘米，没有规律的假宫缩会频繁出现，要注意甄别真假宫缩，避免慌乱。孕妈妈的子宫颈和阴道口逐渐软化，分泌物增多，孕妈妈更要注意保持外阴部的清洁。放松心情，迎接分娩时刻的到来吧。

孕妈妈

营养重点

胎宝宝

足月的胎宝宝完全可以出生了，胎宝宝身上大部分胎毛和胎脂基本褪去，脱落的物质和分泌物会随着羊水吞入胎宝宝的肚子里，储存在肠道中，在宝宝出生后形成胎便排出。各个器官进一步发育成熟，脑和肺部也开始了工作，并会在出生后继续发育成熟。

孕妈妈不宜多进食大鱼大肉或油炸类食物，要多吃一点清淡、易消化、对生产有补益作用的食物，如菜花、甘蓝、豆类、全麦面包等，临产前要以高热量的流食或半流食为主，高热量食物可以为分娩储存体力，如巧克力。

随着预产期临近，孕妈妈身心负担都会变重，在期待宝宝出生的同时，也会担忧分娩是否会疼痛、宝宝出生是否顺利、如何养育孩子等。这些情绪和问题孕妈妈要和家人沟通，积压在心里，容易产生抑郁心理，更不利于宝宝的健康出生。

本月，孕妈妈要每周做一次产检。让医生进行胎心监护、B超检查，了解羊水以及胎宝宝在子宫内的状况。医生会确认胎位，从而判断孕妈妈是否可以自然分娩，还是必须手术助产。如果超过41周还未有分娩迹象，孕妈妈应该住院催产了。孕妈妈每天仍要自行监测胎动。

心理建设

产检提示

特别注意

快乐胎教

孕妈妈要注意阴道分泌物是否正常，如果出现血迹，应立即到医院检查。在孕38~40周，胎宝宝随时可能出生，孕妈妈和准爸爸要根据情况，在听取医生的建议后，选择更合适的分娩方式。

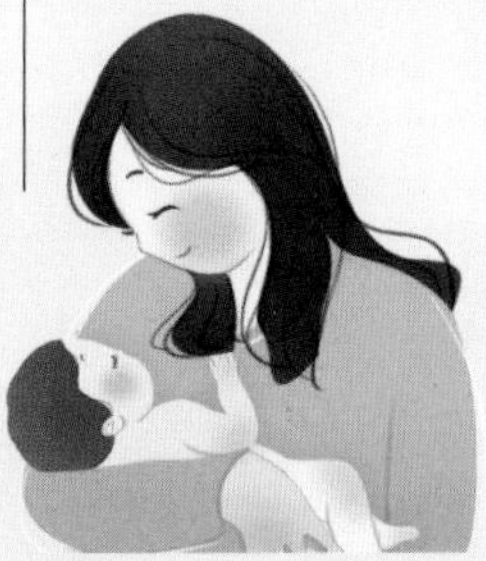

这个时候，孕妈妈常常感到恐惧、焦虑，这种情绪既容易消耗分娩体力，也会影响胎宝宝的情绪。所以，此时孕妈妈要注意情绪胎教，孕妈妈面对未知的痛苦和情况时表现出来的忍耐、勇敢、坚强也会传递给胎宝宝。

孕37周

此时，孕妈妈的乳房会变大，乳头挺立，基本做好了哺乳的准备，体重也将达到孕期峰值，在宝宝出生前仍会以每周0.4千克的速度增长。胎宝宝的头现在基本已经完全入盆，如果此时胎位不正，通常会选择剖腹产。孕37周的胎宝宝仍然在生长，体重约3千克，身体发育基本完成，随时准备与爸爸妈妈见面。

孕妈妈如何避免侧切

大多数孕妈妈由于会阴弹性不足，容易导致会阴撕裂，因而医生会采取侧切方式。如果分娩顺利，就可以减少会阴被侧切的概率，因此在怀孕期间孕妈妈要控制饮食，避免胎宝宝过大，并养成运动的好习惯。

孕期坚持进行会阴锻炼，绷紧阴道和肛门的肌肉可以使孕妈妈在分娩时更有力量，还能缩短产程。此外，会阴按摩能有效降低会阴侧切率，缩短第二产程时间。

临产前的征兆

见红

孕妈妈阴道流出鲜红的血丝或褐色分泌物就是"见红"，这是临产前的一个征兆。通常，见红24小时后会出现腹部阵痛。见红的出血量不多，可留在家观察。如果流血量较多，并伴有腹痛，应立即去医院。

破水

破水就是羊膜破裂，在分娩前几小时会有羊水从孕妈妈阴道内流出，羊水为淡黄色水，而且不受控制地流出。破水具有持续性。孕妈妈如果破水应立即平躺，防止脐带脱垂，及时去医院。

规律宫缩

孕妈妈感到子宫有规律地收缩并逐渐加强，频率也逐渐加快，就要准备好去医院。开始大概每隔10分钟宫缩1次，强度比较轻微，然后每隔3~5分钟宫缩1次，每次宫缩持续50~60秒。

照顾孕妈妈吃饱喝足

分娩前，孕妈妈要保持生活规律，吃好、休息好，保持心情愉悦，从容地等待分娩。准爸爸要为妻子准备易消化吸收的食物。到了孕晚期，孕妈妈行动不便，也要切忌任何过猛的动作，避免腹部受到撞击，可以降低发生意外早产的概率。

孕 10 月胎教要点

接近临产期，孕妈妈不能忽视胎教。这个时候胎教很重要，胎宝宝趋向发育成熟，大脑功能愈加发达，做好胎教能够促进胎宝宝的智力发育，有助于培养宝宝的好性格。这个时候，孕妈妈可以多与胎宝宝说话，告诉胎宝宝大家都期待他的诞生。越接近生产日期，孕妈妈和胎宝宝的沟通越要紧密。孕妈妈把之前讲过的故事、经常听的音乐进行复习，可以使胎宝宝多一点安全感。

孕晚期，孕妈妈容易情绪波动、焦虑，因此要注意情绪胎教。孕妈妈保持乐观开朗的情绪，不仅有益于自身的健康，而且有助于胎宝宝的健康发育。孕晚期，准爸爸也要发挥积极的作用，给妻子心理支撑，也要多和胎宝宝互动，培养以后的亲子关系。

自然分娩好处多

在检查胎位是否正常、估计胎宝宝的大小和测量骨盆大小之后，如果一切正常，孕妈妈就可以采取自然分娩的方式。阴道自然分娩，孕妈妈产后恢复快，很快能下地活动，饮食、生活也很快恢复正常，产后可以尽早进行锻炼，有利于身材的恢复。由于恢复得快，孕妈妈也容易早下奶，可以进行母乳喂养。

对于胎宝宝来说，顺产宝宝免疫力相对好于剖宫产宝宝。而且胎宝宝脑组织承受产道挤压，有利于神经系统发育。孕妈妈规律的子宫收缩，使胎宝宝出生后肺泡弹力好，能很快建立自主呼吸。此外，胎宝宝在经过产道时会主动参与一系列适应性的转动，增加皮肤和末梢神经的敏感性，有利于身心协调发育。

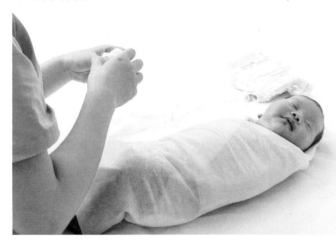

孕38周

　　每个孕妈妈增重数各有不同，一般保持在 12~15 千克比较合适。如果孕期增重过快，孕妈妈应适当限制脂肪和碳水化合物的摄入，用蔬菜代替部分高糖水果。胎宝宝已经像个新生儿了，他的肠内积聚有粪便，出生后会排出。现在是胎宝宝最后长身体的时期，孕妈妈要注意补充营养。

孕妈妈分娩时会出现的状况

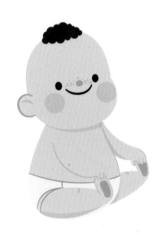

呕吐： 少数孕妈妈分娩时会呕吐，一般是由于分娩的疼痛，或者血压过低而引起的恶心和呕吐。孕妈妈分娩时，胃肠道蠕动功能减慢，也可能导致呕吐。分娩期间，孕妈妈呕吐是一种很常见的现象，所以不需要太过担心。通常在分娩前夕，医生会建议孕妈妈吃一些清淡易消化的食物，或者停止进食，通过喝水以及功能饮料来补充能量。

异味： 当胎宝宝通过产道准备降生的时候会挤压到直肠，使一些气体被迫排出，出现异味。此外，孕妈妈在分娩时可能会排泄大便或者小便，从而出现异味。这些都是正常现象，孕妈妈不要有心理负担。

出血： 孕妈妈在分娩时由于宫颈的扩张、阴道的张裂、胎盘的分离等会造成出血。如果孕妈妈是顺产，出血量会在 100~200 毫升。

孕晚期营养补充

维生素 B_1

　　维生素 B_1 被称为精神性维生素，对神经组织和精神状态有良好的影响。如果孕妈妈缺乏维生素 B_1，容易体乏、倦怠，影响分娩时的宫缩，使产程延长。

维生素 B_{12}

　　孕晚期是胎宝宝大脑发育的最后"冲刺"阶段，维生素 B_{12} 对胎宝宝的神经系统发育有重要作用，而且它作为造血原料之一，能够促进胎宝宝红细胞的发育。

碳水化合物

　　分娩是体力活儿，孕妈妈需要从碳水化合物中获取直接的热量。孕妈妈每天要摄入 500 克左右碳水化合物，但为了避免胎宝宝过大，碳水化合物的摄取量不能过多。

决定是否要陪孕妈妈待产

　　大多数孕妈妈会对分娩有恐惧感，孕妈妈过度的心理压力会使产程延长，诱发难产，甚至会引起产后抑郁等。如果此时有准爸爸的陪伴，孕妈妈可以缓解恐惧感，增加安全感。但有的孕妈妈觉得准爸爸待在产房外会更好，如果是这样，准爸爸也不用担心，当孕妈妈宫口全开时，医院就会有助产士陪伴孕妈妈。夫妻双方要沟通好，尊重孕妈妈的意愿。

哪些孕妈妈需要提前住院

胎位不正：因为预产期是估算出来的，需要剖腹产的孕妈妈在孕 39 周之后，随时都有可能发生宫缩。因此对于臀位、横位等胎位不正的孕妈妈来说，很难进行顺产，大多数都是进行剖宫产手术，所以提前住院是很有必要的。

多胎妊娠：孕妈妈怀了双胞胎或者多胞胎，也要提前住院，随时做好剖宫产准备。孕妈妈患有妊娠高血压、妊娠糖尿病、心脏病等疾病，在分娩时很容易出现一些意外，因此，需要提前住院。

胎盘前置：这类孕妈妈可能会有大出血的危险，也要提前入院待产，加强监护。

　　孕妈妈羊水过多、过少，或骨盆狭窄、高龄初产等，都需要提前1~2 周 入 院，等待分娩。

分娩到底有多痛

　　孕妈妈分娩时的疼痛是阵痛，而且间隔时间短，时间拉线长。分娩的疼痛主要来源于宫缩，宫缩的间歇期疼痛会消失。大多数的孕妈妈可以耐受这种疼痛，部分孕妈妈由于对疼痛的敏感度过高，或者是精神过于紧张、恐惧，会使疼痛的感觉放大，在分娩的过程中会感觉疼痛难忍。因此，分娩的疼痛和孕妈妈体质以及对疼痛敏感度有关系。每一次的宫缩都是胎宝宝出宫的助推力。

　　孕妈妈在阵痛时可以深呼吸，放松肌肉，缓解疼痛。一般在分娩早期，孕妈妈会感受到腹部疼痛，伴随宫颈不断打开，阵痛会加剧。

　　分娩后期，疼痛部位开始转移，由于胎头开始下降，对会阴以及盆底肌产生刺激，尤其会对子宫下段、宫颈等部位产生损伤和牵拉。孕妈妈可能会有较强烈的排便感，随着胎宝宝娩出，阵痛逐渐消失。为了胎宝宝的健康，孕妈妈要尽量克服对疼痛的恐惧，选择适合自己的缓解疼痛方法，积极配合产科医生，争取顺利分娩。

孕39周

临近分娩，孕妈妈腹部、腰背、会阴等部位疼痛感会加剧，孕妈妈要再忍耐和坚持一段时间。准爸爸可以简单地替妻子按摩，帮助缓解酸痛。胎宝宝身上大部分胎毛已经褪去，皮肤也变得更加光滑，现在胎宝宝还在继续长肉，这些脂肪储备有助于宝宝出生后的体温调节。

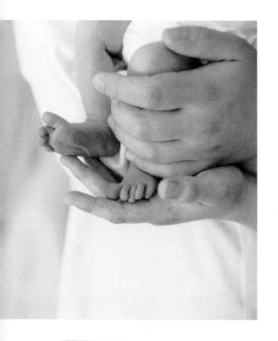

了解无痛分娩

无痛分娩也就是分娩镇痛，医生会在孕妈妈腰部的硬膜外腔注入麻药，阻滞脊神经根，使孕妈妈减少分娩时的疼痛感和疲倦。孕妈妈打入麻药后依然可以运动，而且意识清醒，能够配合医生参与整个分娩过程。无痛分娩的作用在于减轻产痛，起到镇痛作用，而不是使产痛消失。孕妈妈临产前宫缩加剧，难以忍受的疼痛可能会使孕妈妈换气过度，无痛分娩能够帮助孕妈妈积攒体力，当宫口开全时，就有足够力量完成分娩。无痛分娩所使用药物的剂量和浓度都非常低，相当于剖宫产的 1/10~1/5，而且通过胎盘进入胎宝宝体内的药物微乎其微，不会对胎宝宝产生影响。

无痛分娩当然也存在个体差异。对于是否选择无痛分娩，孕妈妈需要和家人事先做好商量和准备，也要听取医生建议。

产前饮食注意什么

粗纤维食物

很多蔬菜、水果富含膳食纤维，不宜过多食用。因为粗纤维会产生较多的粪便，当分娩开始时，孕妈妈用力屏气的时候可能把便便也一起带出来。

刺激性食物

辛辣的食物，如辣椒、胡椒、花椒等调味品刺激性较大，多食会引起便秘。气味较重的大蒜、韭菜、洋葱等也应该少吃。

容易胀气的食物

容易胀气的食物吃多了会让肠道产生大量气体，孕妈妈生产用力的时候会不断排气，可能会觉得尴尬。因此要避免吃容易胀气的食物，如豆类、红薯、洋葱、萝卜、香蕉、蘑菇、圆白菜等。

商量好月子照顾母婴的事宜

宝宝出生后是请看护还是家人来照顾、谁来做饭、谁来照顾宝宝等事宜，建议家人一起来讨论一下，该如何分工，避免到时候手忙脚乱，孕妈妈也会心情焦虑，影响休息。孕妈妈和准爸爸要为宝宝营造一个和谐的家庭环境。

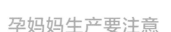

孕妈妈生产要注意

临产前孕妈妈要注意营养，少食多餐，多吃高蛋白食物和易于消化吸收的流食，注意补充足够的水分。孕妈妈只有吃好睡好，精力充沛，才能完成即将面临的艰巨任务。孕妈妈临产前每隔 2~3 小时要注意排一次小便。

分娩过程中，孕妈妈可能会因为疼痛而大喊大叫，其实这是不可取的。这样会过多地消耗体力，而且容易导致会阴撕裂。尤其是孕妈妈在第一产程不要屏气使劲用力，这样会过早地消耗体力，而且长时间屏气也容易导致呼吸性酸中毒。

正确的方法是，第一产程只需均匀呼吸，不要用力。胎头露出后，孕妈妈应张口哈气，待宫缩间歇再稍向下用力，这时胎头会缓缓娩出。

预产期到了，宝宝还未入盆

已经孕 39 周的孕妈妈，如果胎宝宝还没有入盆，就要检查一下是否出现了头浮的状况。造成孕妈妈初产头浮的原因有很多，如胎头和孕妈妈骨盆不相称或胎位不正，还有可能是因为前置胎盘、羊水过多等因素引起的。孕妈妈可以采取剖宫产的方式使宝宝顺利出生。如果孕妈妈和胎宝宝一切正常，就不必担心。入盆不是临产的必要条件，对于胎宝宝没有入盆的初产孕妈妈来说，只要临产有了宫缩，胎宝宝头部会很快入盆的，只要孕妈妈继续监测胎心，查看胎动情况即可。胎头入盆时间因人而异，有一周的误差属于正常范围。

胎宝宝入盆也与孕妈妈平常的坐姿有关。如果孕妈妈长时间都坐着工作或坐在沙发里休息，胎宝宝可能会呈枕后位姿势躺着，即胎宝宝的脑后部朝孕妈妈的脊椎骨，胎宝宝会很难入盆。因此建议孕妈妈坐下时，注意向前倾斜就座，让膝盖低于臀部，有助于胎宝宝的背部转到孕妈妈的前面，并向下移动。

了解剖宫产

剖宫产手术过程

插小便管： 将孕妈妈下体阴毛刮掉，插入导尿管，排空孕妈妈的膀胱，便于手术操作。

剖腹产麻醉： 主要采用硬膜外麻醉和腰部麻醉，孕妈妈双手抱住膝盖，头向胸口勾起。医生在腰部插针。

切开腹壁： 医生给孕妈妈的腹部消毒后，在下腹部做一个12~14厘米的横切口，然后依次切开腹部的皮肤表皮、皮下脂肪、腹直肌前鞘、腹直肌、腹膜，这时就能看到子宫了。

切开子宫： 医生用牵拉器牵开膀胱，依次切开子宫下段的腹膜、子宫肌层，露出包在胎宝宝表面的羊膜囊。

拉出胎儿： 医生破开羊膜囊，吸出羊水，将手伸入到子宫里，一手托起胎宝宝的头，另一手在子宫底加压将胎宝宝推出。宝宝的头露出来以后，医生会立即清理宝宝口、鼻中的羊水，避免吸入羊水，随后剪断脐带，进行脐带处理和消毒清洁。

剥离并娩出胎盘胎膜： 医生会在子宫肌层注射缩宫素，随着子宫的收缩，胎盘会逐渐剥离，医生会牵拉脐带将胎盘慢慢取出。

缝合子宫： 跟切开的顺序相反，缝合需要由内到外一层层地缝合。缝合结束后，医生会用纱布把伤口盖住，避免感染。

剖宫产前准备

提前入院： 如果孕妈妈选择剖宫产，需要按医生建议提前预约手术日期，并在手术前2~3天住院。因为术前要做一些常规的检查，如量体温、测心率、查血型、测血压等，有的检查项目需要空腹或者需要预约，因此需要提前入院。

产前洗澡： 孕妈妈要注意个人卫生，手术前会进行体毛清理，孕妈妈可以洗个澡。另外，剖宫产后因为伤口不宜沾水，孕妈妈会在一段时间内不能洗澡，只能擦洗。

保持空腹： 实施剖宫产的前一天晚上要禁止摄入任何食物和水。避免孕妈妈麻醉后出现呕吐，引起误吸，导致呼吸道阻塞。如果口渴的话，可以用棉签蘸水，湿润下嘴唇。

剖宫产后怎么护理

　　保持切口周围清洁干燥，遵医嘱按时换药、更换纱布。避免牵拉伤口，咳嗽、打喷嚏或者大笑的时候，用手护住腹部靠近切口的地方。产妇选择合适的躺卧姿势，最好保持侧卧微屈的体位，减少对腹部的压力。此外，不要趴着或长时间仰卧，翻身时要缓慢，减少对伤口的拉伸。产妇可以根据自己的情况下床活动。如无法下床，可以在床上适当活动。不要抬举重物，尤其在剖宫产后最开始的 2 周。伤口疼痛的时候，在听取医生建议的前提下，适当使用布洛芬、对乙酰氨基酚等止痛药。手术后 1 周内尽量不要洗澡，避免伤口沾到水，可以让家人帮忙用湿毛巾擦拭身体。如果伤口出现发炎、红肿或发脓，要及时去医院进行处理，避免感染后带来其他的身体不适。

产后 6 小时后再进食

　　新妈妈术后肛门会有排气，快则需要 6 小时，慢则需要 1~2 天，因为麻醉的作用会使肠蠕动减弱，出现肛门排气证明肠蠕动功能已恢复。产后因为不能立即下床，新妈妈可以在床上多翻身，这样有利于尽快排气。手术后的 6 小时以内是禁止枕枕头以及进食任何东西的，术后 6 小时可以喝水，这时可以喝适量的果皮水和米汤，出现肛门排气后就可以喝稀粥了，等到有术后第一次大便后就可以恢复正常的饮食了。这时的饮食也应该以容易消化和清淡的食物为主。

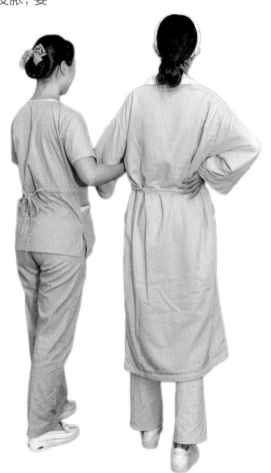

　　在剖宫产以后一定要注意做好避孕工作，至少在产后 2 年之内不能再次怀孕，因为剖宫产后子宫壁的伤口在短期内不能彻底愈合，所以，如果在这段时间怀孕的话，一定要先到医院做详细的检查，再制订解决方案。千万不能冒险怀孕，否则很可能会发生危险。

　　子宫收缩良好，才能防止术后大出血，鼓励新妈妈产后多些活动，尽早下床走动，这样有利于胃肠功能的恢复，而且可以预防子宫内淤滞血块。

孕妈妈临近生产了，可能腹部会越来越疼痛。当孕妈妈出现有规律的宫缩、见红等征兆时，这表示即将要生产了，孕妈妈不要着急，和家人一起前往医院。胎宝宝完全可以适应子宫外的生活了，胎盘也正在老化，传输营养物质的效率在逐渐降低，在胎宝宝出生后就"功成身退"了。

分娩可能遇到的突发情况

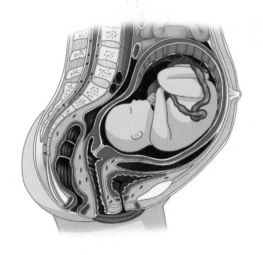

胎盘早剥：指正常位置的胎盘在胎宝宝娩出前，部分或全部从子宫壁剥离。孕妈妈会感到持续性腹痛、阴道出血增加。医生会根据情况选择继续顺产还是剖宫产。

胎儿窘迫：孕妈妈患某些疾病或因胎盘、脐带等问题，会使胎宝宝在宫内出现缺氧，造成胎儿窘迫。此时如果孕妈妈宫颈口没有全开，医生会让孕妈妈左侧卧躺下，间断吸氧，密切监护病情变化；如果宫颈口全开，医生会尽快助产娩出胎宝宝，或选择剖宫产结束分娩。

胎头、盆骨不对称：如果胎宝宝头过大或孕妈妈骨盆腔过于狭窄，导致骨盆出口无法让胎宝宝顺利通过，这时会采取剖宫产。

产程迟滞：自然分娩一般需要14~16小时，如果超过20小时就称为产程迟滞。如果胎宝宝长时间无法经阴道分娩，医生会实施剖宫产手术。

产前宜摄入的食物

牛奶

牛奶中的肽类具有镇痛作用，使人感到舒适，有利于缓解疲劳和精神紧张。临产时适合吃一些高热量的流食或半流食，可以减少孕妈妈呕吐的发生。

蜂蜜水

蜂蜜的主要成分是糖，孕妈妈喝点蜂蜜水可以增加体力，缩短产程。注意蜂蜜水要用温热的水冲调，冷水易引起孕妈妈胀气或腹泻。

巧克力

分娩一般要经历14~16小时，非常消耗体力。孕妈妈在产前吃巧克力不仅能缓解紧张情绪，而且巧克力热量高，能够提供充足的能量。

帮孕妈妈准备好温水

如果是顺产，在孕妈妈分娩过程中，准爸爸要记得准备好温水，即便是功能饮料也要加点热水兑成温的。准爸爸要注意，水杯最好是带吸管的，方便孕妈妈躺着也能喝到。分娩结束时，爸爸要记得先问候自己的妻子，说一声"辛苦了"。宝宝出生后，爸爸也要多陪伴在妻子身边。

预产期到了，还没生

预产期只是医生预估的一个宝宝出生的时间，即使日期不准，孕妈妈也不用太过担心。据调查，只有 5% 的宝宝是在预产期当天生产的，其他的宝宝基本上都是在预产期前后 1~2 周出生。孕妈妈晚生的原因，还可能与自己体内雌激素水平过低，以及胎宝宝迟迟不入盆，或是胎宝宝较大有关。另外，如果孕妈妈的母亲也有过晚生经历，就有可能是因为遗传。预产期超过 2 周被称为"过期妊娠"。由于过期妊娠胎盘可能老化，不能提供充足的氧气和营养，会导致胎宝宝皮下脂肪减少、全身脱水等症状。如果胎盘没有老化，胎宝宝会长成"巨大儿"，不利于分娩。在这种情况下，医生会根据产检报告来评估胎宝宝的健康状况，决定是否进行药物催产或进行剖宫产终止妊娠。

但如果妊娠期只超过 1 周，孕妈妈不用担心，只要耐心等待，坚持产检、监测胎动即可，不需要人为干涉。孕妈妈可以通过散步、爬楼梯等方式来帮助胎宝宝入盆，松弛骨盆韧带，也为后期分娩做准备。孕 39 周之后，孕妈妈每天按摩乳房、热敷乳房两侧，能够刺激脑垂体分泌催产素，可有效降低过期妊娠的发生率。

什么是药物引产和催产

如果预产期超过 1 周，孕妈妈还没有临产征兆，医生可能会使用催产药物，一般打催产针，即缩宫素。它的主要作用是让子宫平滑肌兴奋，引起子宫收缩。使用药物催产之前，医生都会对孕妈妈的盆骨大小、胎位情况等进行细致评估，如果孕妈妈只是单纯子宫收缩无力才会使用缩宫素。缩宫素从孕妈妈静脉滴注，连接在 1 个泵上，可以控制药量。医生会从小剂量的缩宫素开始，然后逐渐加量，直到孕妈妈的子宫每 10 分钟可以出现 3~5 次宫缩。

药物催产也存在着使孕妈妈子宫收缩过强或不协调的危险，导致胎宝宝在子宫内缺氧，因此使用了缩宫素仍不能自然分娩的，就要进行剖宫产。孕妈妈药物催产前最好禁食数小时，避免发生呕吐。

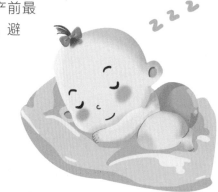

了解分娩过程

第一产程：宫颈扩张期

第一产程从子宫出现规律性的收缩开始，直到子宫口全开为止。此产程时间最长，初产孕妈妈一般需要 10~15 小时，经产孕妈妈由于子宫颈较松，容易扩张，需要 6~7 小时。开始子宫收缩，孕妈妈感到阵发性腹痛，间隔 10~15 分钟，收缩期为 20~30 秒；随着宫缩逐渐加强，孕妈妈感到腹痛加剧，间歇时间缩短为 1~2 分钟，子宫口逐渐扩展到 10 厘米宽，这时第一产程结束。

一般，宫口开至 3 厘米前，时间较长，需要 8~16 小时，开到 3 厘米之后就进入了活跃期，宫口扩张速度加快，从 3 厘米到 9 厘米需要 4~8 小时，最后开到 10 厘米大约需要 30 分钟，直到能使胎宝宝的头部通过为止。现在对产程的研究认为产程的活跃期以宫口开大 6 厘米为界，开大 6 厘米大约需要 16.4 小时，然后会迅速开大达 10 厘米，需要 2~4 小时。

在此阶段，宫颈口未开全，孕妈妈不需要用力。每次宫缩时深吸气，同时逐渐鼓高腹部，呼气时缓缓下降，可以减少痛苦。利用宫缩间隙休息，节省体力。孕妈妈要勤排小便，因为膨胀的膀胱不利于胎先露下降和子宫收缩，应每 2~4 小时排尿 1 次。

第二产程：胎儿娩出期

此期是从宫颈口开全到胎儿娩出。胎宝宝随着宫缩逐渐下降到骨盆底部，孕妈妈随着宫缩向下用力，直至胎儿娩出。整个过程需要 1~2 小时。

第二产程宫缩时，孕妈妈两手紧握床把手，先吸一口气憋住，接着向下用力。宫缩间隙，要休息一下，准备下次用力。当胎头进入阴道，使孕妈妈阴部扩大凸起，此时易造成会阴撕伤，孕妈妈要密切配合医生，不要再屏气用力，应张口哈气，待宫缩后屏气用力，避免造成会阴撕裂。如果第二产程时间超过 2 小时，则属于难产。难产有多种原因，孕妈妈只要密切配合医生，医生会找出难产原因，帮助胎宝宝顺利娩出的。

第三产程：胎盘娩出期

胎宝宝娩出后，新妈妈需要再把胎盘完整娩出，这时只需医生稍加压即可，时间一般不会超过 30 分钟。在此之前医生给新妈妈静脉推注缩宫素，促进子宫收缩，减少产后出血，同时检查软产道有无延裂，缝合侧切伤口。胎盘娩出意味着整个产程全部结束。分娩结束后 2 小时内，是发生产后大出血风险最高的时间，新妈妈需要在产房观察，然后才能回病房休息。

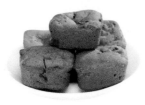

第一产程

食物

易消化的流食和半流食：粥、芝麻糊、面包、功能饮料等。

注意事项

轻微阵痛时：缓慢呼吸法——鼻子深吸气，嘴慢慢呼气；

阵痛加剧时：浅呼吸法——嘴轻轻吸气、轻轻呼气，速度要快；

阵痛结束时：轻喘两下，然后缓慢吹气，类似"哈哈呜"。

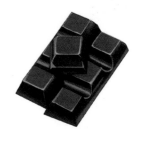

第二产程

食物

高热量的食物：巧克力、藕粉、红糖水等。

注意事项

随着子宫收缩，深吸一口气，屏住呼吸，收紧腹肌，放松会阴肌肉，用力向前及向下"推"胎宝宝，类似于排便。胎头娩出母体后，停止用力，头放松后仰，使用浅呼吸。

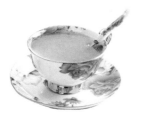

第三产程

食物

高热量的食物：巧克力、藕粉、红糖水等。

注意事项

听从医生的口令用力，协助胎盘娩出。

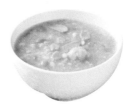

产后

食物

清淡、软烂、易消化、补气血的食物，如小米粥、鸡蛋等。

注意事项

分娩结束后有任何不适，如头晕、胸闷等要及时告知医生。剖宫产妈妈产后 6 小时内禁止饮食。

顺产妈妈分娩过后体力有所恢复后便可开始进食，但应避免立即进食高脂肪、高蛋白质的食物，如鲫鱼汤、猪蹄汤等，防止乳汁的淤积。

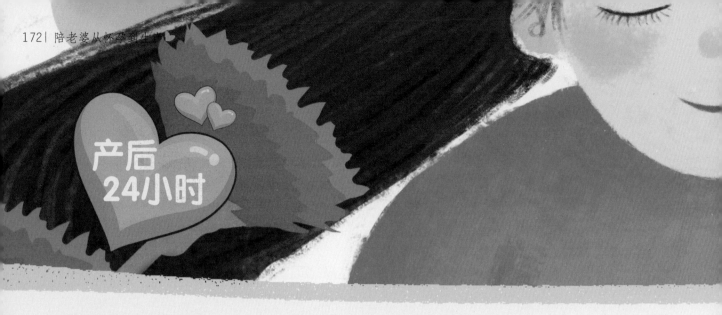

产后
24小时

产后尽快排尿、排便

顺产妈妈在分娩后 4~6 小时要及时排尿。有的新妈妈在分娩的时候由于胎宝宝下降压迫到膀胱、尿道，导致产后没有尿意或排尿困难，但如果不及时排尿，恢复膀胱功能，会导致产后尿潴留，同时也不利于子宫收缩恢复。

另外，膀胱过度充盈会压迫子宫，从而影响子宫收缩，导致产后出血。新妈妈要注意多喝水或者听听水流声，可以促进排尿。若发生排尿困难，应让医生及时处理。

剖宫产妈妈在产后 24 小时，由于有留置导尿管，不需要自己排尿。产后 24 小时后拔掉尿管，要间隔 2 小时排尿 1 次。新妈妈也要刻意多喝点水，增强肠道蠕动，促进排气。

观察产后出血量

产后 24 小时以内容易发生产后大出血，一般多发于产后 2 小时，所以新妈妈要特别注意观察子宫收缩情况和阴道出血情况。若 2 小时内出血量超过 400 毫升，或 24 小时内出血量超过 500 毫升，属于产后出血，一旦发现这种情况，要及时联系医生止血，以免引起休克。

新妈妈产后出血大多是由于子宫收缩不良、产道裂伤、胎盘和胎膜在子宫内有残留等原因。也有少数新妈妈在生产 24 小时后到 6 周内发生，可能是由子宫复原不良引起的。

测量体温

新妈妈产后体温会比正常体温略高，但一般不超过 38℃，并且逐渐趋于正常。分娩后 24 小时内新妈妈要监测自己的体温，如果出现体温过高或持续不退、头晕、胸闷等状况，要及时告知医生。

病理性发热多是由感染引起的，如产道感染、泌尿系统感染等，如果不及时治疗可能会转为慢性盆腔炎。

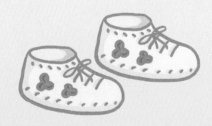

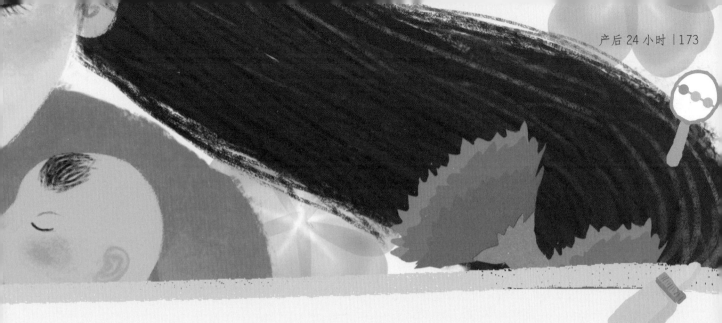

早开奶、喂初乳

在产后 30~60 分钟，护士将宝宝带到新妈妈身边时就可以开奶了。早开奶、早哺乳可以促进乳汁的分泌。

新妈妈的初乳有点黏稠、略带黄色，里面富含蛋白质、抗体、各种酶类，比如免疫球蛋白、生长因子等，可以增强宝宝抵抗力，促进发育。

新妈妈不要把初乳挤掉。另外，尽早哺乳还会形成神经反射增加乳汁的分泌。此外，哺乳还有促进子宫收缩的作用，有助于恶露排出，促进子宫恢复。

按压宫底

产后按压宫底是所有新妈妈都要经历的事情。通过按压宫底促进新妈妈产后的子宫收缩，帮助排出宫腔内的积血，防止出现产后出血。按压宫底能帮助内脏复位，同时促进胃肠蠕动，帮助新妈妈更快恢复肠胃功能以及肛门的排气，可以尽快进食。

按压宫底一般在产后或手术后的第一天，按照常规每 15 分钟到 2 小时按压并观察 1 次，共 6 次。有的新妈妈子宫收缩好，按压 6 次就好了；有的新妈妈因子宫收缩不好，会被医生按压宫底多次。按压宫底的医护人员都非常专业，新妈妈不要担心可能会对身体造成伤害。如果新妈妈在按压的时候觉得疼到难以忍受，要及时跟医生说，方便进一步检查。

适当运动

顺产的新妈妈恢复较快，具体因人而异。有的新妈妈半天左右就可以下床适当走动了。新妈妈要根据自身情况，能坐着就不要躺着，能走着就不要坐着，让体力尽快恢复。

剖宫产妈妈，产后 6 小时内不宜抬头，但可以试着翻身、舒展手臂等局部动作。产后适当地动一动，有助于肠胃消化，伤口愈合。

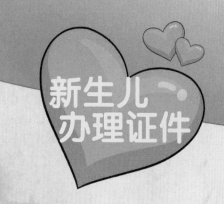

新生儿
办理证件

宝宝出生后，家长在喜悦之余要抓紧时间给宝宝办理一些相关证件和有关证明，如果一些证件没有及时办理，再进行补办会比较麻烦。

医院开具的预防接种证

办理地点：分娩医院。

准备材料：新妈妈的身份证、社保卡，生育服务证，住院牌。

办理时间：宝宝出院当天。

注意事项：医生在拿到材料后会给宝宝接种卡介疫苗和乙肝疫苗。

新手爸妈要仔细阅读和保管好《预防接种证》，保证在规定时间内去社区医院注射相关疫苗。

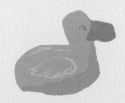

出生医学证明

办理地点：分娩医院。

准备材料：新手爸妈身份证原件及复印件、《出生医学证明》首次签发登记表。

办理时间：宝宝出生1个月以内。

注意事项：宝宝出生后，医院会发一张《出生医学证明》首次签发登记表，新手爸妈认真填写完后，带着表格和其他材料办理《出生医学证明》。

在给宝宝办理出生证明之前要想好宝宝的名字，因为出生证明上面的名字将会伴随宝宝的一生，在以后办理身份证和入户口、入学籍都要用到。

社区医院开具的儿童《预防接种证》

办理地点：预防接种站。

准备材料：医院开具的《预防接种证》、《出生医学证明》、户口本、新手爸妈的身份证。

办理时间：宝宝出生1个月以内。

注意事项：家长需要在宝宝出生1个月以内办理好预防接种证，因为宝宝1个月时要打第二针乙肝疫苗，如果没有这个证明不可以直接去注射疫苗。

有的地方会延后一段时间发放接种证，最好提前去办理。

拿到《预防接种证》之后要核对一遍证件信息，包括姓名、性别、出生日期等。《预防接种证》关系到宝宝以后上幼儿园、上小学，所以家长一定要及时给宝宝办理。

户口落户

办理地点: 当地派出所。

准备材料: 户口本原件及复印件、父母身份证原件及复印件、结婚证、《出生医学证明》、生育服务证。

办理时间: 宝宝出生 1 个月以内。

注意事项: 新生儿跟随父亲还是母亲落户,遵循自愿选择。

到新手爸妈户口所属的派出所户口申报处申报户口时,应详细填写户口申请单,进行户口登记。接过登记好的户口本后,新手爸妈一定仔细检查一遍信息,有不符的地方还可以更改。

只有在申报完成宝宝的户口后,宝宝才能享受到应有的权利。所以新手爸妈千万别忽略了这件事。

医保卡

办理地点: 户籍所在地街道。

准备材料: 户口本原件、户口本首页和宝宝户口页的复印件、经办人身份证和复印件、《出生医学证明》、医疗保险缴费单。

办理时间: 宝宝出生 3 个月内。

注意事项: 去户籍所在地的社区领取《城镇居民基本医疗保险参保登记表》,填写相关信息。

医保政策覆盖到新生儿,在宝宝出院时,拿着医保卡,就可以进行结报。

每个地方对于医保卡的办理流程和规则会有一些不一样,新手爸妈先到当地的相关部门进行详细的咨询。医保卡最好是在宝宝出生 3 个月之内办理好,宝宝再看病时就会有一定的报销额度。

0~3 岁儿童系统观察就诊卡

办理地点: 体检医院。

准备材料: 无。

办理时间: 宝宝出生 1 个月。

注意事项: 宝宝满月后,新妈妈和宝宝会进行一次系统的检查,医院会给宝宝办一张《0~3 岁儿童系统观察就诊卡》,上面标注什么时间宝宝需要来医院体检,到时候新妈妈带宝宝按预约日期体检即可。

每次体检会观察宝宝的牙齿生长情况、身高、体重、头围、胸围等。定期做血色素和微量元素的检测。医生给宝宝建立体检档案,针对宝宝的情况给予喂养指导。

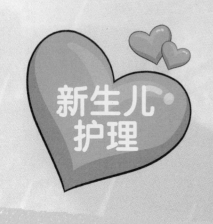
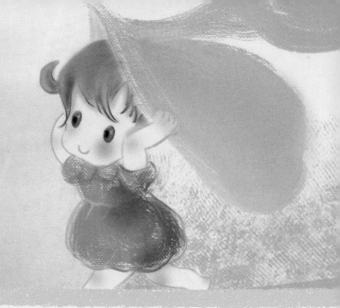

新生儿护理

脐带护理

脐带是细菌入侵宝宝体内的一扇门，脐带结扎剪断部位容易感染，对脐带残端的护理非常重要。新妈妈每天用棉球或细纱布蘸碘伏或 75% 酒精由内向外涂擦脐带根部及周围 5 厘米范围，待脐带自行干燥即可。

宝宝的脐带在出生 1 周以后自动脱落，2 周左右愈合。因此让宝宝脐带自主脱落，不要人为去拉下来。脐带未愈合之前不要给宝宝泡水洗澡，而是擦澡。穿纸尿裤时，不要把肚脐包在里面，以免大小便弄湿脐带造成感染，可以把纸尿裤前面多余的部分折进去。

要始终保持宝宝的肚脐是干燥的，如果脐带弄湿，要及时清洗消毒。如果宝宝脐带流脓、发红、肚脐周边有皮疹，1 个月后肚脐带尚未脱落，应及时到医院就诊。

皮肤护理

新生儿肌肤是十分娇嫩的，而且皮肤褶皱较多。褶皱的部位积汗潮湿，非常容易导致炎症、糜烂。给宝宝洗澡时要注意褶皱处的清洗，动作要轻柔。如果冬季不能给宝宝勤洗澡，也应注意为宝宝擦拭身体。每次给宝宝洗完澡或擦拭完之后，可以涂抹润肤油或者是乳液来保持皮肤的湿润。新妈妈将乳液倒在手心均匀地抹开之后，再将其涂抹在新生儿身体的褶皱处和小屁股上。

注意护理宝宝臀部，勤换尿布，让宝宝屁屁保持干爽。宝宝每次大小便后都应清洗干净，注意给女宝宝清洗外阴时应从会阴向肛门擦洗，以防止肛门周围的粪便污染阴道及尿道口。

耳朵护理

宝宝的耳朵具有自净功能，所以新手爸妈不要给宝宝掏耳朵。宝宝的器官异常娇嫩，掏耳朵容易伤到耳膜。如果宝宝耳朵有明显的耵聍，新妈妈可以用棉签蘸些温水轻轻擦拭宝宝的外耳道和耳郭。注意动作一定要小心轻柔，不要深入耳道内部。

洗澡时注意不要让水进到宝宝的耳朵里，新妈妈可以用手托住宝宝的头，同时用手指把宝宝的耳郭轻轻反折一下盖住耳道。新妈妈也要尽量避免躺着给宝宝喂奶，容易使流溢的奶水进入耳道，引起发炎。吃完奶后要竖着抱起宝宝拍嗝，防止宝宝躺着吐奶时奶液流到耳道。

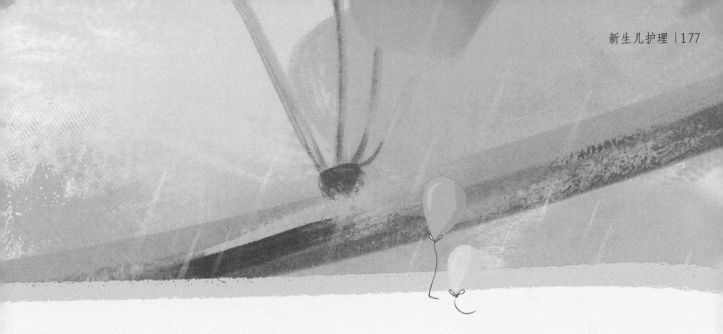

鼻腔护理

宝宝鼻腔黏膜纤毛的功能还未发育成熟，鼻腔分泌物比较多，容易流鼻涕。如果鼻子被过多鼻涕堵塞，宝宝会觉得难受。新妈妈给宝宝擤鼻涕时，先用一只手堵住一边的鼻孔，再用另外一只手轻轻地挤压鼻翼，使鼻涕排出。或者用细棉签蘸生理盐水润湿后，轻轻将其卷出。也可以使用吸球将鼻涕吸出。

如果宝宝鼻涕较多，导致宝宝鼻子底下的皮肤发红，新妈妈可以用温热的毛巾敷一下来缓解不适，或涂一些软膏。

口腔护理

宝宝每次吃完奶，要喂少量的白开水，以清洁口腔。新妈妈不要用纱布蘸水给宝宝擦拭口腔黏膜，以免使细菌、霉菌侵入。人工喂养的宝宝，新妈妈不能用橡皮奶头顶宝宝，以免损伤宝宝的口腔黏膜。冲泡奶粉时要注意温度适当，如果奶温较高，也会烫伤宝宝的口腔黏膜。母乳喂养的宝宝，新妈妈应注意保持乳头的清洁，每天用温水擦拭乳头，擦拭的毛巾要注意用热水消毒。

如果发现宝宝两侧齿龈出现小白点，看上去就像刚刚萌出的牙齿，这其实是"马牙"。它是齿龈的上皮细胞脱落不完全而形成的，对宝宝没有任何影响，几天后就会自行消失，不必处理。

环境护理

宝宝的房间要按时通风换气，保持空气流通。如果是冬季害怕冷空气使宝宝着凉，换气时妈妈和宝宝先离开通风的房间，之后再回来。夏季天气干燥，可以购买一台加湿器，保持室内合适的温度和湿度。爱吸烟的爸爸需要注意不要在房间中吸烟，避免宝宝吸二手烟。

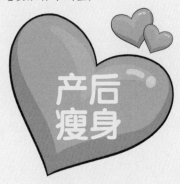

产后瘦身

产后瘦身首先就是在饮食上做出调整，减少热量的摄入。哺乳期新妈妈的热量控制在 1500~1800 千卡（1 千卡 =4.18 千焦）。新妈妈要摄入足量水分，约每天 2300 毫升，以及足量的微量元素的摄入。其次，注意隐形糖摄入，如饮料中的糖、水果中的糖。过量糖分摄入会增加胰岛素分泌，加快糖分转化为脂肪。尽量不要吃任何零食和夜宵。此外，母乳喂养能减少皮下脂肪堆积，消耗热量，因此坚持母乳喂养也是瘦身的好方式。

根据最新版《中国居民膳食指南》哺乳期妇女膳食标准，新妈妈一天食物建议量如下。

哺乳期妇女膳食标准

乳母一天食物量建议

- 谷类 250~300 克，薯类 75 克。

  全谷物和杂豆不少于 1/3。

- 蔬菜类 500 克。

  其中，绿叶蔬菜和红、黄色等有色蔬菜占 2/3 以上。

- 水果类 200~400 克。

- 鱼、禽、蛋、肉类（含动物内脏）每天总量为 220 克。

- 牛奶 400~500 毫升。

- 大豆类 25 克，坚果 10 克。

- 烹调油 25 克，食盐不超过 6 克。

食物 GI 数值表

GI：Glycemicindex，升糖指数。食物的 GI 值越低，对血糖和胰岛素的影响越小，饱腹感越强。为了保持良好的身材和健康，每日饮食应以中、低 GI 食物为主。

GI		常见食物
低 GI（GI≤55）	谷物	薏米、玉米、燕麦、藜麦、全麦面包、黑米
	豆类	鹰嘴豆、扁豆、四季豆、大豆（黄豆）、豌豆、毛豆、黑豆、绿豆、红豆
	蔬菜	生菜、菠菜、萝卜、洋葱、芦笋、芹菜、圆白菜、西蓝花、菜花、番茄、甜椒、蘑菇、海带、芝麻菜、山药、芋头
	水果	橙子、橘子、葡萄柚、柠檬、苹果、梨、桃、李子、杏、樱桃、蓝莓、黑莓、草莓、枣、柚子、芒果、牛油果
	坚果	花生、杏仁、核桃
中 GI（GI56~69）	谷物	乌冬面、小米、米粉、荞麦面、红米、爆米花
	蔬菜	红薯、土豆、南瓜
	水果	葡萄、香蕉、菠萝、木瓜、芭蕉
	其他	蔗糖
高 GI（GI≥70）	谷物	白面条、年糕、糯米、精白米、白面包、馒头
	水果	西瓜、荔枝、龙眼、火龙果
	其他	葡萄糖、麦芽糖、功能饮料、碳酸饮料、蜂蜜

瘦身离不开运动，产后6周内不能剧烈运动，新妈妈可以做一些简单的肢体动作来促进血液循环，增加热量消耗。根据新妈妈的身体好转情况，适当加大运动量，由室内走向户外。剖宫产妈妈注意运动幅度不要过大，用力不要过猛，循序渐进。对于新妈妈来说，散步是最简单、最有效的锻炼方式。刚刚开始散步时最好5~10分钟，然后逐次递增。

如果是自然分娩，新妈妈在产后当天可以做一些简单的活动，如翻身、抬腿、缩肛。这些活动对产后身体恢复非常有帮助。

剖宫产的妈妈，也鼓励早期活动，手术当天可以在床上翻身和活动四肢，第2天争取下地走路，1周后逐渐增加活动量。

产后1周，回到家中的新妈妈可以尝试做一些轻微家务，坚持饭后散步。这些活动可以调节身体的新陈代谢，促进体内脂肪分解，消耗多余能量。

产后1个月，如果身体恢复较快，新妈妈可以开始在床上做一些抬腿活动，以此锻炼腹肌和腰肌，还可以减少腹部、臀部的脂肪。

瘦腿运动

坐在椅子上，缓缓抬起脚直到与大腿同高处，保持此姿势30秒后收腿。以10~15次为一组动作。

仰卧在床上弯曲膝盖、脚踝交叉，抬起双腿伸展膝盖，交叉的脚朝天花板抬起并尽量伸展双膝，以收缩大腿肌肉。以15~20次为一组动作，做1~3组。

瘦腰运动

双脚分开与肩同宽，双手叉腰，利用上半身左右来回旋转，让腹部进行运动。转体的时候一定要注意呼吸与腹部收紧，扭转时采用吸气，回到原来姿势时呼气（每次吃完饭之后，不要立马坐下来，可以靠着墙壁站30分钟，或者走动走动）。

瘦腹运动

仰卧，双腿弯曲，双脚分开与髋同宽。骨盆和脊椎保持中立，双手放于体侧。呼气时，抬起右腿（膝关节弯曲90°角），吸气，右腿下落。完成6~8次，换另一侧重复，共2~3组。腿下落时，注意腰椎不要拱起。

靠床沿仰卧，双腿合拢，膝盖不要打弯，慢慢向上举起。

预防胸下垂

坐着或者站着，双臂弯曲置于胸前，双手并拢，用力互推，保持手臂平行于地面，肩膀下沉不耸肩。同时互推时，要把注意力放在胸部，感觉是胸部肌肉在用力。

靠墙站着，保证头、背、臀和脚后跟这4点都碰到墙壁，肩膀下沉，然后把手臂形成"W"形，沿着墙缓慢往上移，伸直后，同样方式缓慢下移。15个为一组，可以连续做3组，每天重复多次。

图书在版编目（CIP）数据

陪老婆从怀孕到生产 / 李智编著 . — 北京 ： 中国
轻工业出版社，2025.2
ISBN 978-7-5184-3513-5

Ⅰ．①陪…　Ⅱ．①李…　Ⅲ．①孕妇－妇幼保健－指南
Ⅳ．① R715.3-62

中国版本图书馆 CIP 数据核字 (2021) 第 096603 号

责任编辑：罗雅琼　　　　责任终审：李建华　　　　整体设计：奥视读乐
策划编辑：李　莉　　　　责任校对：朱燕春　　　　责任监印：张京华

出版发行：中国轻工业出版社（北京鲁谷东街 5 号，邮编：100040）
印　　刷：北京博海升彩色印刷有限公司
经　　销：各地新华书店
版　　次：2025 年 2 月第 1 版第 4 次印刷
开　　本：889×1194　1/20　印张：9
字　　数：140 千字
书　　号：ISBN 978-7-5184-3513-5　定价：49.80 元
邮购电话：010-85119873
发行电话：010-85119832　010-85119912
网　　址：http://www.chlip.com.cn
Email：club@chlip.com.cn